À
BAS
L'HYPERTENSION!

À
BAS
L'HYPERTENSION!

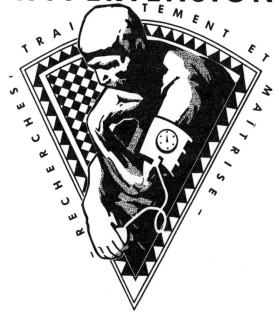

RECHERCHES - TRAITEMENT ET MAÎTRISE -

Éditions Grosvenor Inc.

Les éditeurs désirent témoigner leur gratitude à la société **Astra Pharma Inc.** pour la subvention à l'éducation qui leur a permis de publier le présent livre.

Données de catalogage avant publication (Canada)

Haynes, R. Brian (Robert Brian), 1943 -
À bas l'hypertension!

Publié aussi en anglais sous le titre : Down with High Blood Pressure

ISBN 0-919959-53-9

1. Hypertension artérielle. I. Leenen, Frans H.H. II. Titre.

RC685.H8H3914 1990   616.1.'32   C90-090197-7

Publié par :

Éditions Grosvenor inc.
1456, rue Sherbrooke ouest
3ᵉ étage
Montréal (Québec)
H3G 1K4

Grosvenor House Press Inc.
99 Queen Street East
Suite 302
Toronto, Ontario
M5C 1S1

Traduction : Services d'édition Guy Connolly

Table des matières

Introduction

C'est avec fierté qu'au nom de la Société canadienne d'hypertension artérielle (SCHA) nous vous présentons ce livre s'adressant principalement à tous ceux et celles qui souffrent d'hypertension artérielle ou que ce problème fort répandu intéresse. En 1986, la SCHA lançait son premier livre sur l'hypertension. Publié dans le cadre de notre programme de sensibilisation du public, il reçut un accueil des plus chaleureux, preuve que les hypertendus veulent mieux connaître le sujet. Du coup, l'utilité de notre approche se trouva confirmée.

Grâce aux commentaires reçus, nous avons tenté avec ce présent ouvrage de combler plusieurs lacunes, notamment en ce qui a trait aux traitements prescrits par les médecins, à propos desquels nos lecteurs et nos lectrices auraient aimé plus de précisions. Une large place est donc maintenant faite à l'information relative aux traitements avec ou sans médication.

Les progrès médicaux réalisés depuis quatre ans en ce qui regarde l'hypertension se trouvent, eux aussi, à l'origine de ce nouveau livre. L'incidence du problème et le fait qu'il s'agisse d'une des rares affections chroniques qui puissent être traitées efficacement font que la recherche va bon train, et les représentants de la SCHA y jouent un rôle important. En outre, la SCHA a été, partout à travers le monde, à l'avant-garde des découvertes concernant l'hypertension. Pendant les quatre dernières années, divers congrès nationaux portant sur plusieurs thèmes d'importance, dont l'hypertension et le diabète, l'hypertension et les aînés ainsi que les traitements avec ou sans médication, ont été organisés par la SCHA. Vous trouverez dans ce livre les recommandations des experts présents à ces rencontres.

6

' LES TRAITEMENTS MODERNES

Au cours des trois dernières décennies, la mise au point de traitements efficaces contre l'hypertension a été l'un des progrès les plus marquants dans le monde des soins de santé. Auparavant, alors que ces traitements n'existaient pas, les hypertendus couraient un grand risque d'être victimes d'un accident cérébrovasculaire, d'insuffisance cardiaque, d'infarctus ou d'insuffisance rénale. De nos jours, avec des soins appropriés, la plupart de ces complications peuvent être évitées.

On se doit cependant de préciser que ces traitements ne sont pas parfaits. D'une part, ils n'entraînent pas de guérison définitive, leur effet étant de ramener la tension artérielle à un niveau normal lorsqu'ils sont suivis régulièrement. D'autre part, les médicaments peuvent provoquer des effets secondaires. Pour certains, la prise quotidienne de médicaments est une corvée. D'aucuns refusent carrément de s'y astreindre et optent pour des traitements sans médication tels que des cures d'amaigrissement, des régimes à faible teneur en sel, la non-absorption d'alcool ou un rythme de vie moins exigeant. Malheureusement, l'efficacité de ces traitements n'est en rien comparable à celle des médicaments, sans compter qu'ils peuvent eux aussi se transformer en un véritable pensum. Toutefois, ils seront souvent associés aux traitements avec médication et réduiront la quantité de médicaments absorbés.

Par bonheur, plusieurs possibilités s'offrent aux hypertendus sur le plan des traitements. En individualisant le traitement, il est généralement possible de faire en sorte que la tension artérielle soit maintenue à un niveau normal et ce, avec peu ou pas d'effets secondaires.

Ceci ne peut toutefois être le résultat que d'une étroite collaboration entre la personne souffrant d'hypertension et son médecin. Souvent, membres de la famille, infirmières,

pharmaciens et diététiciens peuvent aussi être mis à contribution. Votre médecin recherchera les causes de votre hypertension artérielle et les façons d'y remédier et il lui revient de vous
connaître suffisamment afin d'être en mesure de prescrire le
traitement le mieux adapté à vos besoins. Votre rôle est tout
aussi important. Vous devez savoir ce qu'est l'hypertension
artérielle et vous conformer aux prescriptions de votre médecin (ou aviser ce dernier si vous ne pouvez le faire). Il est
important que vous lui fassiez part de tout effet secondaire
pouvant être dû au traitement. Votre médecin pourrait même
vous faire participer à certains aspects du traitement, comme
prendre votre tension artérielle.

Ce livre vous permettra de mieux connaître l'hypertension
artérielle ainsi que son diagnostic, ses complications poten-
tielles, son traitement et son suivi. Il vous aidera à assumer
pleinement votre part du travail d'équipe (ou *alliance
thérapeutique*) nécessaire au maintien de votre tension artérielle à un niveau normal – avec un minimum d'effets secondaires et d'embarras.

UN MOT À PROPOS DES AUTEURS

Spécialistes de la santé pour la plupart (médecins, infirmières,
diététiciens), les auteurs de cet ouvrage font tous partie de la
Société canadienne d'hypertension artérielle, un organisme
de recherche et de sensibilisation. Beaucoup d'entre eux
participent activement à la recherche sur l'hypertension.
Chacun d'eux enseigne en sciences de la santé et traite de
l'hypertension avec les étudiants, et tous essaient de sensibi-
liser leurs patients à propos de l'hypertension. Cet ouvrage est
en quelque sorte le fruit de leur engagement.

› PRÉSENTATION DE L'OUVRAGE

Ce livre aborde sommairement diverses facettes de l'hypertension. Certains voudront le lire en entier alors que d'autres se limiteront à la lecture des chapitres les touchant plus particulièrement. Le sommaire qui suit aidera le lecteur à faire son choix.

Le chapitre 1 est consacré à la définition de l'hypertension artérielle et de ses effets sur l'organisme.

Le chapitre 2 traite de la mesure de la tension artérielle et du diagnostic de l'hypertension. On y discute des questions fréquemment posées par les médecins ainsi que des tests recommandés aux personnes chez qui l'hypertension a été récemment dépistée.

Le chapitre 3, qui vise à démystifier le traitement de l'hypertension, devrait convaincre tous ceux et celles qui croient encore que les effets négatifs l'emportent sur les effets positifs.

L'influence de l'alimentation sur l'hypertension est ensuite abordée dans le chapitre 4. Étant donné l'importance de cet aspect des habitudes de vie sur la santé, nous avons cru bon lui consacrer tout un chapitre.

Le chapitre 5 traite quant à lui du lien qui existe entre d'une part certaines habitudes de vie telles que le stress, l'exercice physique, le tabagisme ainsi que la consommation d'alcool et d'autre part l'hypertension artérielle. Le lecteur y trouvera un guide pratique qui l'aidera à modifier ses habitudes de vie dans le but de ramener la tension artérielle à un niveau acceptable.

Les recommandations de la Société canadienne d'hypertension artérielle sur les médicaments antihypertenseurs forment le sujet du chapitre 6. Il s'agit en fait d'un résumé de l'information fournie aux médecins.

Les chapitres 7 à 11 contiennent des renseignements très précis relativement aux médicaments antihypertenseurs. Leur

· efficacité ainsi que les avantages et désavantages de chacun, ce qui comprend les effets secondaires, y sont exposés.

L'information contenue dans les chapitres 12 à 14 est destinée à des groupes précis : le premier s'adresse aux aînés, le suivant aux diabétiques et le dernier aux femmes enceintes ou qui utilisent des contraceptifs oraux.

Finalement, le chapitre 15 offre divers conseils pratiques quant à ce qu'il faut faire pour bénéficier le plus possible d'un traitement contre l'hypertension.

LES COMMANDITAIRES DE CE LIVRE

La publication de ce livre a été rendue possible grâce à une subvention d'Astra Pharma, une société pharmaceutique fabriquant un grand nombre de médicaments, dont quelques-uns sont utiles dans le traitement de l'hypertension. La contribution de cette entreprise s'est avérée d'un grand secours quant à la publicité du livre et sa distribution aux médecins afin qu'ils l'offrent à leurs patients. Nous lui en sommes reconnaissants.

Son accord de même que son insistance pour ce qui est des arrangements relatifs à la rédaction de l'ouvrage méritent aussi toute notre reconnaissance. Les textes, écrits au nom de la Société canadienne d'hypertension artérielle, restent la responsabilité de leurs auteurs. Notre but était de présenter toutes les facettes de l'hypertension de manière impartiale en nous fondant sur des critères scientifiques et en tenant compte des traitements avec ou sans médication.

R. Brian Haynes
M.D., Ph.D.

Frans H.H. Leenen
M.D., Ph.D.

1

L'hypertension artérielle et ses effets sur l'organisme

Mitchell Levine, M.D., M.Sc. et George Fodor, M.D., Ph.D.

QU'EST-CE QUE LA TENSION ARTÉRIELLE?

Comme le terme l'indique, la tension artérielle est la pression qui permet au sang de circuler dans les vaisseaux sanguins. Le cœur est un muscle qui agit comme une pompe et engendre la pression nécessaire à la circulation du sang. La pression est donc constante dans le système, même entre les battements de cœur.

En 1733, un homme d'église et de science anglais du nom de Stephen Hales découvrit une façon de mesurer la tension artérielle chez l'animal. Hales fut en effet étonné de constater que, lorsqu'il introduisait un long tube de verre dans l'artère du cou d'un cheval, le niveau du sang montait à 275 centimètres (neuf pieds) dans le tube.

La tension artérielle varie d'un animal à l'autre. Elle est très élevée chez la girafe, dont le sang doit parcourir un long trajet

11

avant de parvenir à la tête. Chez plusieurs espèces, dont les petits animaux de laboratoire, la tension artérielle est similaire à celle de l'homme.

La Nature, en maintenant un certain niveau de pression, s'assure que le sang qui véhicule éléments nutritifs et oxygène est bien pompé vers les différents organes. Partant des plus grosses artères du cœur, le sang circule vers les plus petites, jusqu'aux vaisseaux que l'on appelle les capillaires et que l'on retrouve dans tous les organes et tous les muscles. L'oxygène et les substances énergétiques, comme le glucose, traversent les parois des vaisseaux pour alimenter les organes en éléments nécessaires à leur bon fonctionnement. Ensuite, le sang plus sombre, épuisé de tout son oxygène, reprend le chemin des veines pour retourner aux poumons, où il se réapprovisionne en oxygène avant de se diriger à nouveau vers le cœur.

C'est dans les plus grosses artères que la tension artérielle est à son niveau le plus élevé. Elle est à son niveau le plus faible dans les petits vaisseaux sanguins. Elle varie en outre également au cours de la journée, montant lorsque le corps est soumis à un exercice physique, si la personne souffre de stress et pendant les relations sexuelles, et baissant lorsque le corps est au repos, pendant le sommeil.

Au début, on mesurait la tension artérielle de l'homme en introduisant un tube dans une artère; procédé peu pratique, plutôt dangereux et quelque peu douloureux. Grâce à la mise au point de techniques dites indirectes, notamment l'utilisation d'un garrot gonflable qui fonctionne un peu comme la chambre à air d'un pneu, on a pu généraliser la lecture de la tension artérielle.

Celle-ci se donne généralement avec deux chiffres, comme par exemple 130/80 (qui se dit 130 sur 80). Le premier chiffre indique la pression systolique et le deuxième la pression diastolique, exprimées en millimètres de mercure (mm de Hg).

La pression artérielle systolique se produit lorsque le

cœur se contracte, expulsant le sang vers le plus gros vaisseau sanguin du corps, l'aorte. La pression artérielle diastolique se lit entre les contractions cardiaques, lorsque le cœur se remplit du sang qui arrive des veines et des poumons. Cette pression est le résultat de la résistance des plus petites artères, les capillaires.

Si nous devions répéter l'expérience de Stephen Hales avec un tube de verre rempli de mercure, nous constaterions que la pression à l'intérieur de l'artère fait monter le mercure à 130 millimètres pendant une contraction cardiaque. Le mercure est un liquide très lourd. Si l'on utilisait de l'eau à la place du mercure, l'eau monterait à 256 centimètres, ce qui équivaut à huit pieds! Le mercure est donc bien plus pratique.

Vous trouverez plus de renseignements sur la façon de mesurer la tension artérielle dans le chapitre 2. Le chapitre 15 vous expliquera comment prendre vous-même votre tension artérielle.

COMMENT MAINTENIR LA TENSION ARTÉRIELLE À UN NIVEAU NORMAL

Afin que tous les organes soient adéquatement alimentés en éléments nutritifs et en oxygène, il est vital de maintenir la tension artérielle à un niveau prudent. Beaucoup d'organes du corps sont munis de mécanismes qui leur permettent d'envoyer des messages concernant leurs besoins. Parmi eux se retrouvent le cerveau, les reins, les glandes endocrines, le cœur et les vaisseaux sanguins.

Les mécanismes régulateurs de la tension artérielle sont compliqués, et nous ne les avons pas encore bien compris. Nous connaissons cependant un certain nombre de faits que vous pourrez apprendre en continuant de lire cette section. Si cela ne vous intéresse pas, vous pouvez sauter à la prochaine section, qui traite de l'hypertension artérielle.

Le cerveau est le poste de contrôle central du corps. Il gère les différents organes en fonction des exigences et des besoins du corps. Le centre de contrôle de la tension artérielle se trouve également dans le cerveau. Véhiculés par les nerfs, les messages, arrivant de tous les membres du corps, informent le cerveau de l'état de la tension artérielle, du volume sanguin et des divers besoins de chaque organe. L'information est traitée par le cerveau, qui prend des décisions automatiquement et renvoie des messages à travers les nerfs. Ceux qui partent du cerveau arrivent jusqu'aux organes et aux vaisseaux sanguins, d'où ils transmettent des messages qui provoquent le rétrécissement ou l'élargissement des vaisseaux, selon le besoin. Ces nerfs fonctionnent automatiquement, sans que nous en soyons conscients, contrairement à d'autres nerfs que nous pouvons contrôler (comme ceux dont nous avons besoin pour commander à notre corps d'effectuer des mouvements). Ils font partie du système nerveux autonome.

À l'intérieur des vaisseaux, là où les nerfs aboutissent et envoient leurs informations à un organe, se trouve un mécanisme bien huilé de type clé-serrure. Les nerfs produisent en effet leurs messages sous la forme de substances appelées les «neurotransmetteurs». Ces neurotransmetteurs servent de «clé» et s'ajustent à la «serrure» (appelée le *récepteur*), ce qui leur permet d'«ouvrir la porte» du vaisseau.

La tension artérielle peut être influencée à plusieurs niveaux : au niveau du centre cervical, à n'importe quel point du système nerveux autonome, pendant le processus qui consiste à envoyer des messages aux vaisseaux sanguins par le relais du mécanisme de clé-serrure. Les médicaments destinés à régulariser la tension artérielle peuvent intervenir à un ou plusieurs de ces niveaux.

Les reins sont les régulateurs des fluides du corps, éliminant les surplus et conservant les quantités nécessaires à notre survie. Ces organes ont plusieurs fonctions particulières qui aident les créatures vivant en dehors du milieu marin que nous sommes à survivre en préservant la quantité nécessaire de sel et d'eau dans le corps tout en le débarrassant des excédents. Les reins peuvent aussi provoquer une élévation de la tension artérielle lorsque l'une des artères rénales s'oblitère partiellement. Pour rétablir la circulation du sang dont il a besoin, le rein fabrique alors la rénine, qui fait monter la tension artérielle. Celle-ci peut aussi grimper en cas de lésions ou de déficiences rénales provoquant une rétention liquidienne dans le corps.

D'autres organes produisent aussi des hormones susceptibles d'augmenter la tension artérielle. Ainsi, celle-ci peut monter si la glande thyroïde devient hyperactive. Au-dessus de chaque rein se trouve une petite glande nommée surrénale. Elle sécrète plusieurs hormones qui peuvent faire monter la tension artérielle, dont la cortisone et l'adrénaline de même que l'aldostérone, qui sert à conserver dans le corps la quantité de sel dont il a besoin. Toutes ces hormones sont nécessaires au fonctionnement du corps. C'est uniquement lorsqu'elles sont sécrétées de manière excessive qu'elles causent une augmentation de la tension artérielle.

La fonction principale du cœur est de pomper le sang vers les différents organes. Les chercheurs du monde entier se sont récemment intéressés à une fonction qu'ils viennent de découvrir. En effet, des études canadiennes ont montré que le cœur est aussi une glande endocrine qui sécrète le facteur natriurétique. Cette substance débarrasse le corps des excédents de sel et aide aussi à maintenir une dilatation (ouverture) adéquate des vaisseaux sanguins. On a donc découvert au cœur un rôle direct dans la régulation de la tension artérielle.

Enfin, les artères participent aussi à ce processus de contrôle de la tension artérielle. Ce sont des tubes flexibles qui distribuent le sang à tous les organes du corps. Les muscles qui tapissent la paroi de ces vaisseaux peuvent se dilater ou se contracter de façon à accroître le flux sanguin vers un organe ou au contraire à le détourner au profit d'un organe qui en a davantage besoin. Ainsi par exemple, lorsque vous mangez, le sang afflue vers les intestins pour faciliter le travail de digestion. Lorsque vous faites de l'exercice, votre corps accroît l'apport sanguin aux muscles tout en maintenant une quantité suffisante de sang dans le cerveau et dans d'autres organes vitaux.

Il n'existe pas de cloisonnement entre les fonctions des reins, des hormones et des artères. Ces organes sont certes dirigés par le cerveau, mais ils emploient aussi leurs propres systèmes pour s'informer mutuellement de leurs besoins. Par exemple, c'est le cerveau qui commande la sécrétion de rénine au rein; cependant, si l'apport sanguin vers le rein est bloqué, celui-ci peut sécréter la rénine sans consulter le cerveau. La rénine contrôle la production d'angiotensine, une hormone qui provoque la constriction des artères, faisant ainsi monter la tension artérielle. Cela convient au rein, car le sang est forcé à travers l'obstruction de l'artère qui va vers le rein. Malheureusement, la tension artérielle augmente simultanément dans tout le reste du corps. Comme nous allons le voir, c'est l'une des causes de l'hypertension artérielle.

HYPERTENSION ARTÉRIELLE

La régulation de la tension artérielle est un processus très complexe, et il n'est guère étonnant que le système se dérègle chez certaines personnes. La tension artérielle reste parfois élevée même lorsque le corps n'en a pas besoin. C'est ce que nous appelons l'hypertension, c'est-à-dire une élévation anormale de la tension artérielle résultant de la déficience d'un ou de plusieurs facteurs qui maintiennent la tension artérielle à un niveau normal.

Il nous faut ici dissiper un malentendu très répandu. L'hypertension ne veut *pas* dire que la personne est «hyper» ou «tendue» au sens de nerveuse. L'hypertension artérielle n'a généralement aucun rapport avec le stress ou la tension nerveuse. Vous trouverez ci-dessous un exposé détaillé des causes d'hypertension artérielle.

Mais qu'est-ce qui sépare l'hypertension artérielle d'une tension artérielle normale? Les scientifiques ne s'accordent pas toujours sur le nombre exact qui marque la frontière entre la bonne santé et la maladie, mais la plupart considèrent que la tension artérielle est normale lorsqu'elle est en dessous de 140/90 mm de Hg. Au-dessus de ces valeurs, une élévation de la tension artérielle s'associe à une augmentation substantielle des risques de maladie cardiaque, d'accidents cérébrovasculaires, de lésions rénales et de lésions aux gros vaisseaux sanguins du corps.

Une définition pratique de l'hypertension artérielle consisterait à dire que c'est le niveau auquel un traitement en vue de baisser la tension artérielle fait plus de bien que de mal. Vous trouverez plus de renseignements à ce sujet dans le chapitre 3.

HYPOTENSION ARTÉRIELLE

Ce livre traite de l'hypertension artérielle, mais nous vous parlerons un peu de l'hypotension artérielle (tension artérielle trop basse). Si vous n'en souffrez pas, vous pouvez sauter à la prochaine section.

En général, on ne définit pas l'hypotension artérielle par un nombre, comme c'est le cas pour l'hypertension, mais on se fie plutôt à la présence de symptômes qui indiquent la possibilité d'un problème. Vous avez peut-être entendu des personnes souffrant d'hypotension se plaindre de fatigue. L'hypotension peut en effet provoquer des symptômes tels que la fatigue. Heureusement, les conséquences ne sont pas aussi graves que pour l'hypertension. Néanmoins, lorsque la tension artérielle baisse trop, le cerveau ne reçoit plus assez de sang et cela se traduit par des étourdissements. Si cela continue, on peut perdre conscience, notamment en se levant. Cela peut être très gênant et peut parfois avoir des conséquences graves, comme une fracture occasionnée par une chute. Il existe plusieurs traitements pour cette affection et vous devriez consulter votre médecin si vous souffrez d'étourdissements lorsque vous vous levez.

LES CAUSES DE L'HYPERTENSION

Comme nous l'avons vu quelques paragraphes plus haut, plusieurs facteurs interviennent dans le contrôle de la tension artérielle. Le dérèglement de l'un de ces facteurs peut se traduire par de l'hypertension. Cependant, dans près de 95 % des cas, nous ignorons les causes de l'augmentation de la tension artérielle. Tous les facteurs que nous pouvons mesurer semblent fonctionner parfaitement. En d'autres termes, bien que nous comprenions assez bien la manière dont le corps contrôle la tension artérielle, nous ne savons tout simplement pas grand-chose des causes de l'augmentation de la tension artérielle. Lorsque la cause ne peut pas être déterminée, nous qualifions l'hypertension d'*essentielle* ou de *primaire*.

Dans certains cas, environ un sur vingt, il est possible de détecter la cause, telle une glande endocrine sécrétant une quantité excessive d'une hormone ou encore un apport de sang trop faible aux reins. Dans ces cas, nous qualifions l'hypertension de secondaire. Certaines des causes de l'hypertension *secondaire* peuvent être traitées, d'autres non.

L'illustration 1 montre certaines des causes principales de l'hypertension. Étant donné qu'un hypertendu sur vingt seulement souffre d'hypertension secondaire, certains cas sont vraiment très rares. Nous nous intéresserons à chacune de ces causes dans l'ordre.

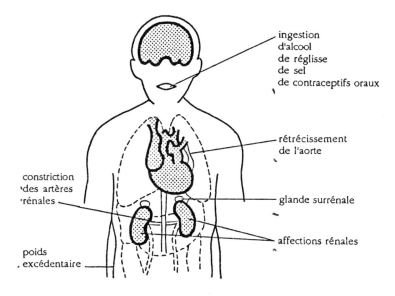

ingestion
d'alcool
de réglisse
de sel
de contraceptifs oraux

rétrécissement
de l'aorte

glande surrénale

affections rénales

constriction
des artères
rénales

poids
excédentaire

Figure 1 : Les causes de l'hypertension.

L'hypertension essentielle

La vaste majorité des personnes atteintes d'hypertension font de l'hypertension essentielle. Il n'y a pas de doute qu'il existe des causes sous-jacentes qui expliquent l'hypertension, mais nous ne les comprenons pas encore. La science médicale se heurte donc toujours à une énigme sur une affection qui touche plus de 10 % de la population adulte à travers le monde. Néanmoins, les efforts des quatre dernières décennies nous ont aidés à comprendre que, même lorsque la cause en reste inconnue, l'hypertension est liée à une plus grande résistance des vaisseaux au flux sanguin. Même si nous ne saisissons pas certains aspects de la maladie, nous savons comment la soigner. Et surtout, comme nous l'indiquons dans le chapitre 3, suivre un traitement pour baisser la tension artérielle évite des complications au malade.

Affections rénales

Les reins jouent un rôle très important de régulateur de la tension artérielle et il est naturel que certaines affections rénales aient un effet négatif sur la tension artérielle. Lorsqu'un rein se dérègle, généralement, la tension artérielle augmente. Il n'existe souvent pas de traitement pour les affections rénales chroniques. Cependant, il est essentiel de traiter l'hypertension artérielle pour éviter qu'elle ne fasse davantage de dommages aux reins et aux autres organes. Aujourd'hui, cela est possible grâce aux médicaments qui font baisser la tension artérielle.

Baisse de l'apport sanguin aux reins

L'hypertension provoquée par une réduction de l'apport sanguin aux reins s'appelle l*'hypertension réno-vasculaire*. Chaque rein est alimenté par le biais d'une artère principale appelée l'artère rénale. Si cette artère se rétrécit, il est possible que l'apport sanguin au rein s'affaiblisse, ce qui pousse le rein à sécréter la rénine pour rétablir le flux sanguin. Malheureusement, la pression augmente dans tout le système vasculaire et cela se traduit par de l'hypertension.

Il existe deux causes principales à la constriction des artères rénales. La première, qui est aussi la plus fréquente, est l*'athérosclérose* (durcissement des artères), qui provoque un rétrécissement des artères. Ce mal frappe surtout les personnes dans la quarantaine et plus. La deuxième cause est l*'hyperplasie fibro-musculaire*. Celle-ci apparaît généralement chez les jeunes femmes et peut s'aggraver pendant la grossesse. Dans les deux cas, il est souvent possible de pratiquer une intervention chirurgicale au cours de laquelle on procède à un pontage de l'artère malade. Ce procédé est le précurseur du désormais fameux pontage aortocoronarien.

Plus récemment, une méthode plus simple a été mise au

point pour débloquer l'artère rénale. Elle consiste à étirer ou à dilater l'intérieur de l'artère au moyen d'une sonde à ballonnet. Il s'agit en fait d'un tube creux que l'on insère dans la plus grosse artère de l'aine et que l'on fait remonter jusque dans l'artère rénale. L'embout de la sonde est placé à l'endroit de la constriction et l'on gonfle alors le ballonnet en soufflant dans la sonde, ce qui a pour effet d'élargir l'artère au point exact où elle s'était rétrécie. Habituellement, ce procédé dure quelques minutes et le patient peut rentrer chez lui dès le lendemain de l'opération.

L'hyperaldostéronisme primaire

L'aldostérone est une hormone sécrétée par les glandes surrénales. Elle joue un rôle dans l'équilibre de liquides et de sel dans notre corps. Lorsque cette hormone est sécrétée à l'excès, par exemple par une *tumeur* (bénigne) de la glande surrénale, le corps fait de la rétention de sel. Cela se traduit par une augmentation de la tension artérielle. Lorsque la sécrétion excessive d'aldostérone est le fait d'une seule tumeur qui peut être enlevée, la chirurgie est habituellement la meilleure solution. Cependant, si les deux glandes surrénales sont atteintes, il faudra généralement recourir à des médicaments comme la spironolactone, qui annule les effets de l'aldostérone.

La coarctation de l'aorte

Coarctation signifie *rétrécissement*. Le rétrécissement de l'aorte se traduit par une diminution de l'apport sanguin à la partie inférieure du corps, dont les reins. Les reins tentent de contourner ce problème en sécrétant la rénine, qui augmente la tension artérielle. La coarctation est en général une affection avec laquelle on naît et elle provoque l'hypertension dès le plus jeune âge. La solution consiste à pratiquer une opération pour éliminer le rétrécissement.

Le syndrome de Cushing

Dans cette maladie, les glandes surrénales sécrètent trop de cortisone, une hormone qui peut provoquer une élévation de la tension artérielle. Les symptômes du syndrome de Cushing comprennent une prise de poids sur la partie supérieure du dos et des vergetures sur l'abdomen. Il s'agit d'un trouble complexe dont le traitement appelle la collaboration d'endocrinologues et de chirurgiens.

Les contraceptifs oraux

Les contraceptifs oraux qui contiennent de l'œstrogène peuvent faire monter la tension artérielle, provoquant même parfois l'hypertension. Nous en discutons plus en détail dans le chapitre 14. La tension artérielle revient souvent à la normale lorsque l'on arrête de prendre le médicament contraceptif. Si vous prenez des contraceptifs oraux et que vous souffrez d'hypertension, parlez-en à votre médecin.

Le phéochromocytome

Cette maladie au nom exotique est liée à une autre affection des glandes surrénales. La partie centrale des glandes, appelée la médullo-surrénale, sécrète l'adrénaline et la noradrénaline. Une tumeur peut pousser la médullo-surrénale à devenir hyperactive et à produire une quantité excessive de ces hormones qui, à leur tour, peuvent accroître la tension artérielle. La sécrétion excessive est généralement intermittente et cause des symptômes caractéristiques tels que palpitations, maux de tête, sueurs et tremblements. À moins d'avoir des crises de ce type avec tous les symptômes en même temps, il est peu probable que vous soyez atteint de phéochromocytome. La plupart des tumeurs qui provoquent le phéochromocytome sont *bénignes* (non cancéreuses) et peuvent être enlevées par chirurgie. Parfois, la tumeur est *maligne* (cancéreuse) et se développe, ou s'est déjà étendue en dehors des glandes surrénales avant d'être décelée. On utilisera alors d'autres traitements que la chirurgie.

Autres causes de l'hypertension

Voici certaines autres causes de l'hypertension qui sont rares et dont nous ne parlerons pas dans le détail ici. Tout d'abord, l'ingestion d'une quantité excessive de réglisse peut avoir le même effet qu'une augmentation de sécrétion d'aldostérone (voir plus haut) et peut faire monter la tension artérielle. La solution de ce problème est plutôt évidente! Ensuite, d'autres problèmes endocriniens tels que l'*acromégalie* (sécrétion excessive d'hormone de croissance par la glande pituitaire de la tête) et l'*hyperparathyroïdisme* (sécrétion excessive d'hormones des glandes parathyroïdiennes du cou) peuvent faire monter la tension artérielle. De plus, les affections héréditaires comme la *maladie polykystique des reins* sont aussi liées à l'hypertension. Enfin, l'hérédité prédispose proba-blement la réaction du corps aux conditions auxquelles il est soumis telles que le stress ou une ingestion accrue de sel, qui se traduisent par de l'hypertension. Nous discuterons plus amplement de ces réactions que nous ne comprenons pas bien dans les chapitres 4 et 5.

QUELS SONT LES EFFETS DE L'HYPERTENSION SUR L'ORGANISME ?

Si l'on néglige de traiter l'hypertension pendant longtemps, elle peut endommager les artères du corps et les organes que celles-ci alimentent en sang. Les principaux organes affectés sont le cœur, le cerveau et les reins, comme nous le montrons dans l'illustration 2.

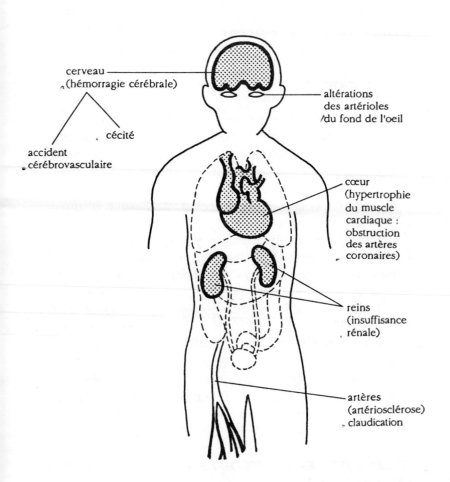

cerveau
(hémorragie cérébrale)

cécité

accident
cérébrovasculaire

altérations
des artérioles
du fond de l'oeil

cœur
(hypertrophie
du muscle
cardiaque :
obstruction
des artères
coronaires)

reins
(insuffisance
rénale)

artères
(artériosclérose)
claudication

Figure 2 : Organes touchés.

Avant d'entrer dans les détails, il nous faut souligner que la plupart des complications liées à l'hypertension peuvent être évitées lorsque l'on suit un traitement pour ramener la pression artérielle à un niveau normal. Si vous suivez un traitement pour vos problèmes d'hypertension, ne vous inquiétez pas : vous ne risquez pas de souffrir des conséquences dont nous parlons dans ce chapitre.

Il est aussi important de comprendre que des facteurs autres que l'hypertension peuvent causer des problèmes similaires et que ces facteurs devraient également être traités. Ils comprennent le tabagisme, un taux de cholestérol élevé et le diabète.

Le cœur

Comme n'importe quel muscle du corps obligé de faire un travail supplémentaire, le cœur grossit lorsqu'il doit pomper plus fort en raison d'une plus grande pression. Bien que le cœur puisse résister à une pression élevée pendant une période de temps assez longue, au bout de quelques années, il commencera à faiblir. Lorsque cela se produit, le liquide du sang retourne dans les poumons qui deviennent «engorgés d'eau». Le cœur ayant de la difficulté à pomper le sang vers les muscles lorsqu'ils ont besoin d'oxygène supplémentaire pendant l'exercice ou le travail, la personne aura tendance à s'essouffler. Dans un premier temps, l'essoufflement ne surviendra que pendant une activité physique. Plus tard, la respiration deviendra de plus en plus laborieuse, même au repos. Le terme technique pour désigner ce problème est l'*insuffisance cardiaque*.

Le cœur est aussi alimenté en sang par des vaisseaux appelés les artères coronaires. Les artères qui vont vers le cœur peuvent se durcir et se rétrécir de la même manière que les artères qui vont vers d'autres organes peuvent être endommagées. (Nous en parlons plus amplement dans la section suivante.) Lorsque les artères coronaires deviennent trop étroites pour véhiculer assez d'oxygène afin de permettre au cœur de fonctionner normalement, la personne ressent une sensation de tension, d'oppression ou de poids dans la poitrine qui dure entre 5 et 15 minutes et disparaît une fois qu'elle se repose. Cette douleur s'appelle l'*angine de poitrine* ou l'*angor*. Au début, cette sensation ne survient que pendant l'exercice ou un travail fatigant. Plus tard, elle peut apparaître pendant une activité qui ne requiert pas de grand effort ou à la suite d'une excitation ou d'un bouleversement émotionnel.

Bien que les symptômes de l'angine de poitrine soient l'indication d'une alimentation insuffisante en sang au cœur, il n'en résulte aucun dommage permanent. Il suffit souvent de faire baisser la tension artérielle de façon à réduire assez le travail du cœur pour soulager l'angine. Toutefois, si l'apport sanguin à une partie du cœur est bloqué davantage, le cœur subira des dommages permanents. C'est ce que l'on appelle une *crise cardiaque*, une *insuffisance coronarienne* ou encore un *infarctus du myocarde*. La crise cardiaque s'annonce habituellement par une douleur de poitrine plus longue que celle qui est causée par l'angine (généralement 30 minutes et souvent beaucoup plus), accompagnée de nausées et de sueurs. Une crise cardiaque est assez souvent fatale, mais, lorsque la personne arrive à l'hôpital à temps, les chances d'un rétablissement sont excellentes.

Les artères

En vieillissant, tout le monde est exposé à des problèmes de durcissement des artères (l'athérosclérose), qu'il y ait des problèmes d'hypertension ou non. Le durcissement des artères se traduit par un épaississement et une perte d'élasticité des parois des artères. Cela finit par bloquer le passage du sang. L'hypertension artérielle accélère le durcissement des artères.

Les artères du corps ne se rétrécissent pas toutes en même temps. Les effets de la constriction des artères varient en fonction de l'organe qui est alimenté par l'artère rétrécie. Par exemple, comme nous l'avons vu, lorsqu'une des artères qui alimente le cœur est oblitérée, cela conduit à la crise cardiaque. Lorsqu'il s'agit d'une artère reliée au cerveau, cela peut provoquer un accident vasculaire cérébral (ou cérébrovasculaire). Lorsque l'apport sanguin aux reins est bloqué, on risque la sclérose rénale, les reins se rapetissant et finissant par arrêter de fonctionner.

Les artères des jambes peuvent aussi être affectées. Lorsque ces artères sont obstruées, des crampes se produisent dans les jambes pendant la marche. Elles sont semblables aux crampes cardiaques que l'on peut ressentir lorsque l'on souffre d'une angine de poitrine. La douleur liée à une alimentation insuffisante en sang des muscles des jambes porte le nom médical de *claudication intermittente*. Comme pour l'angine de poitrine, cette douleur disparaît rapidement avec du repos. Toutefois, si la constriction des artères des jambes devient très grave, la douleur peut se produire même au repos. Finalement, les tissus de la jambe se détériorent, en commençant dans les orteils. C'est ce que l'on appelle la *gangrène*.

La constriction des artères irrigant les intestins peut aussi occasionner des crampes dans la région de l'estomac ou du bas-ventre, une condition que l'on appelle l'*angor intestinal*. L'obstruction totale de l'apport sanguin à l'intestin provoque des saignements dans l'intestin et une infection qui rend la personne très malade.

Lorsque la tension artérielle augmente modérément, le degré de durcissement des artères est moindre. Habituellement, l'hypertension peut persister plusieurs années avant d'avoir des effets néfastes. Lorsque la tension artérielle est ramenée à la normale par voie de traitement, il existe moins de risques de complications.

Lorsque la tension artérielle demeure élevée pendant un certain temps, les conséquences se font alors sentir plus tôt et sont généralement beaucoup plus graves. Au lieu de rétrécir graduellement les vaisseaux, une tension très élevée peut provoquer la rupture des vaisseaux sanguins. Lorsque le sang s'échappe d'un vaisseau sanguin, cela s'appelle une *hémor-*

ragie. L'hémorragie cérébrale est un accident vasculaire cérébral très grave qui est souvent fatal. Une forte hypertension artérielle peut aussi faire bomber et même rompre la plus grosse artère du corps, l'aorte. Le bombement s'appelle un *anévrisme* et la rupture s'appelle un *curage*. Heureusement, les cas d'hypertension artérielle grave sont rares. Lorsqu'ils se produisent, il y a souvent des signes annonciateurs qui se présentent avant que ces problèmes graves ne surviennent. Les symptômes de l'hypertension artérielle grave comprennent des maux de tête, des saignements de nez, des troubles de vision et parfois des douleurs dans la poitrine ou dans l'abdomen. Encore une fois, ces complications ne se produisent que si l'hypertension est négligée pendant longtemps.

Le cerveau

Certains des effets de l'hypertension sur le cerveau ont déjà été mentionnés. L'obstruction d'une artère liée à une partie du cerveau provoque un *accident cérébrovasculaire* (ACV). Les hypertendus courent un plus grand risque d'accident (environ sept fois plus grand, en moyenne, si leur problème n'est pas soigné) que les personnes ayant une pression artérielle normale.

L'accident cérébrovasculaire peut se produire de trois manières. Premièrement, le durcissement des artères peut créer des rugosités et des fissures dans les parois internes des plus grosses artères. De petits caillots ou des morceaux de débris peuvent s'agglomérer à ces rugosités. Ils peuvent ensuite se détacher et se coincer dans des artères plus petites en aval, bloquant ainsi le flux sanguin et provoquant l'accident cérébrovasculaire. Les morceaux détachés s'appellent *embolus* et ce type d'accident s'appelle une *embolie artérielle*. Deuxièmement, le rétrécissement des plus grosses artères peut être tel que l'alimentation en sang soit obstruée. Cela est soit un effet direct de la constriction, soit une conséquence de la formation d'un caillot dans l'artère rétrécie. Le résultat est une *thrombose athéroscléreuse*. Enfin, si la pression est très forte, l'artère peut rompre carrément, ce qui provoque une hémorragie cérébrale. Bien que les *hémorragies cérébrales* soient les plus graves, elles sont aussi les plus rares. Mieux encore : la fréquence des hémorragies cérébrales a baissé plus que toutes les autres formes d'accidents vasculaires, grâce aux traitements antihypertensifs.

Il faut noter ici que si certains accidents vasculaires sont très graves, beaucoup ne le sont pas. Tout d'abord, le cerveau jouit d'une alimentation très abondante en sang et des passages de sécurité existent pour alimenter la plupart des parties du cerveau. Ainsi, l'oblitération complète d'une ou de plusieurs artères peut n'avoir aucun effet néfaste. Ensuite, la plupart des personnes susceptibles de subir des accidents vasculaires ont des crises d'alarme appelées *accès ischémiques transitoires cérébraux*. Ces accès sont accompagnés de symptômes passagers comme la perte de la vue ou de la parole ou un engourdissement dans la main ou dans la jambe qui durent moins de 24 heures et souvent seulement quelques minutes. Lorsque ces accès sont traités rapidement, les chances d'éviter un accident cérébrovasculaire sont de 75 %. Le traitement consiste généralement à contrôler la tension artérielle et à prendre de l'acide acétylsalicylique (AAS), plus communément connu sous le nom d'aspirine. Qui aurait pensé que ce médicament banal se révélerait si utile?

L'effet de l'accident vasculaire dépend de la région du cerveau atteinte. Il se peut très bien qu'une personne subisse plusieurs petits accidents sans s'en rendre compte. Néanmoins, un petit accident dans une région importante du cerveau peut avoir des effets dévastateurs ou même mortels. Par exemple, un accident qui endommage la région qui contrôle le mouvement d'un bras peut laisser la personne handicapée, surtout s'il s'agit du bras qu'elle utilise le plus.

Lorsque la tension artérielle est dangereusement élevée,

les vaisseaux sanguins peuvent éclater rapidement. Cela se traduit par une fuite de fluide et de cellules sanguines dans le cerveau, et provoque des maux de tête violents et des symptômes d'épuisement. Comme le crâne ne peut pas s'étirer, la fuite de fluide dans le cerveau augmente la pression à l'intérieur du crâne et peut endommager le cerveau directement.

Une bonne nouvelle cependant : depuis deux décennies, le nombre de cas présentant ce type de complications a diminué de manière spectaculaire. C'est grâce au contrôle de la tension artérielle par les traitements modernes. L'hypertension artérielle augmente les risques d'un accident vasculaire, mais la probabilité dépend du niveau de l'hypertension. Si votre tension artérielle est sous contrôle, vous ne courez pas plus de risque d'un accident vasculaire que n'importe qui avec une tension artérielle normale.

Les reins

L'hypertension artérielle peut endommager les reins et ceux-ci peuvent aussi être à l'origine de l'hypertension artérielle. Dans cette section toutefois, nous parlerons uniquement des effets de l'hypertension artérielle sur les reins.

L'hypertension artérielle réduit le flux de sang aux reins. Nous pensons que cela est dû à une résistance accrue dans les petites artères reliant les reins. Au début, la fonction du rein, qui consiste à filtrer les impuretés, n'est pas affectée. Si l'hypertension persiste ou s'aggrave, il finit par y avoir une plus grande réduction du flux sanguin vers les reins. Le durcissement des artères causé par l'hypertension artérielle s'ajoute à ce problème de faible flux sanguin.

En plus de ses effets sur le flux sanguin, une forte hypertension artérielle endommage directement le système de filtration des reins. Résultat : les reins ne sont plus à même de filtrer efficacement les impuretés du sang, et celles-ci s'accumulent dans le corps. Plus l'hypertension est grave, plus les dommages au système de filtration seront directs.

Heureusement, les complications rénales sont les plus faciles à éviter. De nos jours, on voit rarement des cas d'insuffisance rénale liés à l'hypertension.

La mort

L'hypertension a longtemps été appelée la «mort silencieuse», car elle s'accompagne généralement de peu de symptômes avant que des dommages considérables ne soient faits. Les dommages peuvent être mortels lorsqu'ils se traduisent par une crise cardiaque ou un accident vasculaire ou, moins souvent, par une hémorragie liée à la rupture d'une artère ou une insuffisance rénale.

Comme on arrive à détecter les problèmes de pression artérielle chez la plupart des hypertendus avant que des complications ne surviennent, et grâce aux traitements modernes qui peuvent ramener la tension artérielle à un niveau normal, l'expression de «mort silencieuse» a été abandonnée.

Malheureusement, il est impossible de déceler l'hypertension des personnes qui ne se rendent chez le médecin que très rarement. Et puis, il y a ceux et celles qui arrêtent le traitement qui leur a été prescrit. C'est une situation tragique, car l'hypertension artérielle peut causer une mort prématurée. Il est estimé que l'hypertension modérée (une pression diastolique entre 105 et 120) réduit l'espérance de vie d'une moyenne de plus de 16 ans. Si la vie commence vraiment à 40 ans, l'hypertension peut couper court à la meilleure partie de votre vie. Si votre tension artérielle est élevée, faites-vous soigner! Nous en parlons dans le reste de ce livre, notamment dans le chapitre 15.

2

Tests utilisés dans le diagnostic de l'hypertension et de ses causes

Richard A. Reeves, M.D. et Martin J. Bass, M.D., M.Sc.

Dans le présent chapitre, nous nous proposons quatre choses: décrire la façon de mesurer la tension artérielle; expliquer comment les lectures obtenues servent dans le diagnostic de l'hypertension; passer en revue les questions que le médecin pourrait vous poser et les tests qu'il pourrait recommander dans le cas où votre pression sanguine serait effectivement trop élevée; et répondre à certaines questions couramment posées par les hypertendus.

COMMENT MESURER LA TENSION ARTÉRIELLE

Mesurer la tension artérielle est une manœuvre simple, rapide et non douloureuse. Un manchon gonflable, enroulé autour du bras moyen, est gonflé avec suffisamment d'air pour comprimer l'artère. Cela a pour effet d'empêcher le sang de circuler. À mesure que l'air s'échappe graduellement du manchon, le médecin ou l'infirmière (ou vous-même) écoute dans un stéthoscope le mouvement du sang qui circule de nouveau dans l'artère. Le premier bruit artériel entendu est ce que l'on appelle la pression systolique. C'est la pression maximale produite par les battements du cœur. La mesure de la pression correspond à la hauteur de la colonne de mercure de l'appareil lorsque le sang recommence à circuler. Cette mesure est exprimée en millimètres de mercure et représentée de la façon suivante : mm de Hg. La pression systolique varie généralement entre 100 et 200 mm de Hg. Au-dessus de 140 mm de Hg, elle est considérée comme élevée.

Cependant, la mesure couramment utilisée avant l'institution d'un traitement est celle de la pression diastolique. Lorsque l'air s'échappe du manchon gonflable, l'artère s'ouvre à nouveau complètement, et le bruit artériel disparaît. La pression mesurée au moment où le bruit devient inaudible est la pression diastolique. C'est la pression qui existe dans les artères entre deux battements de cœur. La pression diastolique se situe généralement entre 60 et 100. Au-dessous de 90, elle est considérée comme normale. Entre 90 et 104, elle est jugée légèrement élevée; entre 105 et 114, modérément élevée; et au-dessus de 115, gravement élevée.

Pour des raisons pratiques, les deux lectures sont écrites ensemble. Par exemple, «130/80» signifie que la pression est de 130 mm de Hg systolique et de 80 mm de Hg diastolique, et se dit «130 sur 80».

Les mesures de pression sont généralement semblables, que le patient soit couché, assis ou debout. Cependant, certaines personnes peuvent présenter des pressions beaucoup plus faibles lorsqu'elles sont debout; c'est le cas des aînés et des diabétiques. Certains médicaments abaissent plus facilement la pression en position debout qu'en position couchée. Dans ces cas, la pression est souvent mesurée dans les deux positions. Pour décider d'un traitement, plusieurs médecins préfèrent mesurer la pression en maintenant le patient calmement assis et silencieux, car c'est ainsi que la plupart des gens passent leurs journées.

Quelle que soit votre position, vous devez vous sentir à l'aise et avoir le bras supporté. Sinon, les muscles devront travailler, et votre pression pourrait en être augmentée. Le médecin ou l'infirmière peut supporter votre bras, ou vous pouvez l'appuyer sur une table ou sur l'accoudoir d'un fauteuil.

POURQUOI MESURER SA TENSION ARTÉRIELLE À LA MAISON

Certaines personnes ont une pression sanguine plus faible à la maison qu'au cabinet du médecin. D'autres aiment voir l'effet de leur médicament sur leur tension artérielle. Par ailleurs, nombreux sont les médecins qui trouvent plus facile de prescrire le médicament approprié et d'aider leurs patients à suivre leur traitement lorsque ceux-ci mesurent leur pression entre les visites au bureau. Ce sont toutes de bonnes raisons d'acheter un appareil pour mesurer la pression et de le faire vous-même à la maison. Si la chose vous intéresse, consultez le chapitre 15.

Toutes les personnes qui vérifient elles-mêmes leur pression devraient connaître un médecin ou une infirmière qu'elles peuvent appeler lorsqu'elles sont inquiètes à ce sujet. Certaines peuvent se faire un souci injustifié devant une pression maximale qu'elles croient trop élevée alors qu'elle est normale, et d'autres peuvent manifester de l'anxiété au sujet de leur santé. La tension artérielle varie de temps en temps chez chacun de nous. Ainsi, elle pourrait être de 150/90 à un moment et de 120/80 quelques minutes plus tard seulement. Cela est normal. Aussi, pour instituer un traitement, le médecin va-t-il se fonder sur la moyenne de plusieurs lectures, et non sur une seule.

Si possible, faites en sorte d'obtenir des lectures supplémentaires de votre pression afin d'aider votre médecin à décider du traitement qui vous convient. Par exemple, si une infirmière va chez vous régulièrement, ou s'il y en a une à votre lieu de travail, demandez-lui de vérifier votre pression et de la noter par écrit avec la date et l'heure, de sorte que vous puissiez soumettre ces renseignements à votre médecin.

Cependant, nous vous déconseillons d'utiliser les appareils disponibles dans les endroits publics comme les centres commerciaux ou les aéroports. Ces appareils sont souvent imprécis.

APPAREIL AMBULATOIRE POUR MESURER LA TENSION ARTÉRIELLE

Il y a une autre façon de fournir à votre médecin des mesures de votre tension artérielle. Depuis peu, des appareils automatiques portatifs pour mesurer la pression peuvent être acquis par l'intermédiaire d'un bureau de médecin. Ces appareils enregistrent votre pression plusieurs fois au cours de la journée. Vous portez le manchon gonflable autour du bras pendant que vous vaquez à vos activités habituelles, et le manchon se gonfle et se dégonfle automatiquement grâce à une petite pompe intégrée dans l'appareil.

Ces dispositifs, de la taille d'un livre moyennement gros, se portent en bandoulière. Ils ne gênent pas les mouvements et, normalement, ne nuisent pas à votre routine quotidienne ni à votre sommeil. Les lectures de pression sont mises en mémoire et transmises plus tard à un ordinateur qui en imprime les résultats. Ces appareils permettent de savoir comment varie votre pression au cours de vos nombreuses activités et, grâce à eux, le diagnostic d'hypertension peut être posé avec plus de précision.

Cependant, tout le monde ne peut pas profiter des avantages des appareils ambulatoires de mesure de pression. Ces derniers sont utiles surtout dans les cas limites d'hypertension ou pour les patients atteints d'«hypertension iatrogène» (se dit des patients dont la pression augmente à la seule vue d'un médecin...). On peut soupçonner l'existence de ce problème quand les mesures de tension prises par les membres de la famille, ou à la maison, sont beaucoup plus basses que celles effectuées par le médecin, ou quand, en dépit de mesures de pression très élevées, l'examen ne révèle aucun signe de dommages à l'organisme normalement associés à l'hypertension.

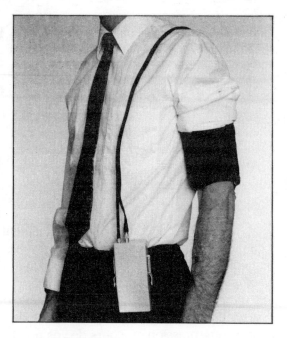

Figure 1 : Appareil ambulatoire portatif pour mesurer la tension artérielle.

À l'heure actuelle, on admet que l'hypertrophie du cœur et les autres effets de l'hypertension sur l'organisme semblent correspondre davantage aux mesures de pression faites à la maison, ou avec les appareils ambulatoires, qu'à celles effectuées en clinique. En outre, les gens atteints d'«hypertension iatrogène» sont moins exposés aux effets néfastes de l'hypertension que les patients qui présentent de l'hypertension à la clinique et à l'extérieur. Cependant, seule la recherche plus poussée démontrera si ces patients particuliers peuvent se passer de traitement sans que cela ne constitue un danger pour eux. Pour l'instant, l'appareil ambulatoire est surtout perçu comme une source supplémentaire d'informations qui permet de décider si l'hypertension mesurée chez le médecin requiert un traitement.

COMMENT L'HYPERTENSION EST DIAGNOSTIQUÉE

Une seule lecture trop élevée de votre pression signifie-t-elle que vous souffrez d'hypertension? Non! Ainsi que nous l'avons mentionné, la tension artérielle varie chez tous les humains. Elle peut augmenter à n'importe quel moment pour diverses raisons. Par exemple, si vous mesurez votre pression tout de suite après un exercice physique, ou lorsque vous êtes contrarié ou énervé, elle sera plus élevée parce qu'elle est influencée par cette la situation. Une pression qui demeure élevée après cinq minutes de repos est un indice plus sérieux. Là encore, il arrive que le seul fait de faire mesurer sa pression entraîne l'augmentation de celle-ci. Pour contourner ce problème, votre médecin pourrait mesurer votre tension plusieurs fois au cours de la visite et noter seulement la lecture la plus faible.

Les autorités médicales s'accordent à dire qu'il faut au moins deux lectures élevées de la pression, prises au cours de deux jours différents, pour diagnostiquer une condition d'hypertension. En outre, la recherche montre que les tensions artérielles mesurées chaque mois chez le médecin peuvent diminuer pendant six mois. C'est pourquoi, dans le cas des patients qui présentent une pression diastolique légèrement élevée, la Société canadienne d'hypertension artérielle recommande qu'au moins trois mesures tensionnelles soient effectuées dans une période de six mois avant que ne soit posé un diagnostic d'hypertension. Cette fréquence peut être augmentée pour les patients dont la pression est modérément élevée ou qui présentent des signes évidents de dommages causés par l'hypertension.

Malheureusement, plusieurs personnes s'imaginent être atteintes d'hypertension simplement parce que leur pression a été élevée lors d'une mesure tensionnelle et cela, même si elle a été normale par la suite. En fait, une étude récente a révélé qu'il y a plus de gens qui se croient atteints d'hypertension parmi les gens normaux qu'il n'y en a parmi ceux qui en souffrent vraiment. Si vous prenez des médicaments antihypertenseurs et que votre pression est généralement normale (au-dessous de 140/90), alors vous *ne* souffrez *pas* d'hypertension!

LÀ OÙ LA PRESSION SYSTOLIQUE EST IMPORTANTE

Il arrive parfois que la pression systolique soit élevée (au-delà de 140) alors que la pression diastolique est normale (au-dessous de 90). L'importance de traiter ces cas d'hypertension systolique isolée n'étant pas encore clairement établie, la plupart des médecins s'intéressent davantage aux niveaux de la pression diastolique. Il demeure quand même qu'une pression systolique élevée a de l'importance. Si elle se situe au-dessus de 160 de façon répétée alors que la pression diastolique est au-dessous de 90, ce cas est considéré comme de l'*hypertension systolique isolée*.

EXAMEN MÉDICAL DES HYPERTENDUS

Une fois que le médecin sera certain que vous souffrez d'hypertension, il vous fera un examen plus approfondi. Celui-ci se déroulera en quatre étapes (expliquées en détail à la fin du présent chapitre) : questions sur vos antécédents médicaux, votre état de santé actuel et vos activités (tableau 1); examen médical (tableau 2); tests de routine (tableau 3); et autres tests, au besoin (tableau 4).

Chaque étape peut fournir la réponse à au moins une des trois questions suivantes : Quelle est la *cause* de votre hypertension? Votre hypertension a-t-elle eu un *effet* prolongé sur votre organisme? Y a-t-il d'*autres facteurs* susceptibles d'augmenter le risque que vous ayez un accident cérébrovasculaire, des problèmes cardiaques ou d'autres complications imputables à l'hypertension?

La découverte de la cause de l'hypertension peut mener à son traitement complet ou partiel. Si votre organisme a souffert de l'augmentation de votre tension artérielle ou s'il existe d'autres facteurs qui augmentent le risque que vous ayez des complications, il vaudrait mieux commencer le traitement avant que votre pression diastolique n'atteigne un niveau trop élevé. Ces trois questions sont traitées plus profondément dans les sections qui suivent.

CE QUI CAUSE VOTRE HYPERTENSION

Dans 95 % des cas, il est impossible de déceler la cause précise de l'hypertension, même après une exploration poussée. Ainsi que nous l'avons expliqué dans le chapitre 1, il s'agit alors d'hypertension primaire ou essentielle. Dans seulement 1 % ou 2 % des cas est-il possible de déterminer une cause qui puisse être traitée. Lorsque l'on trouve la cause, la plupart du temps on ne peut pas la traiter, mais l'on a presque toujours la possibilité de circonscrire l'hypertension.

Les causes d'hypertension les plus facilement traitées peuvent toutes être découvertes au moyen de questions ou de simples examens. Voici quelques-unes des questions que le médecin vous posera.

Prenez-vous des médicaments?

Certains remèdes, sur ordonnance ou en vente libre, ont pour effet d'augmenter la tension artérielle. Mais souvent, celle-ci retourne à la normale lorsque la thérapie est interrompue. Parmi les médicaments les plus couramment utilisés, les contraceptifs et les hormones pour la ménopause, qui contiennent tous les deux de l'œstrogène, sont les plus susceptibles d'augmenter la pression sanguine. Celle-ci peut s'élever si l'on fait un usage prolongé de médicaments visant à combattre le rhume, la sinusite ou les allergies. Ces remèdes contiennent des vasoconstricteurs qui agissent sur les vaisseaux sanguins du nez et de l'organisme. Certains comprimés pour régimes ou certains remèdes à base de plantes produisent le même effet.

Quelle est votre consommation de réglisse, d'alcool et de sel? Combien pesez-vous?

Les choses que vous mangez ou que vous buvez peuvent influencer votre tension artérielle. La réglisse, consommée tous les jours en grande quantité, peut créer un excès de pression sanguine. L'alcool, au-delà de deux consommations par jour, entraîne lui aussi une augmentation de la tension artérielle. Il suffirait peut-être de boire moins d'alcool pour rétablir les choses. Chez certaines personnes, le sel a un effet sur la pression sanguine. Là encore, moins de sel pourrait faire diminuer la pression (voir chapitre 4). L'hypertension est également liée à l'embonpoint. Si vous êtes l'une de ces heureuses personnes obèses qui peuvent perdre du poids, vous pourriez, en maigrissant, faire d'une pierre deux coups, car votre hypertension pourrait disparaître elle aussi.

Avez-vous été en état de stress récemment?

Une situation susceptible de favoriser le stress comme un problème au travail, une crise financière ou des difficultés matrimoniales est en mesure de provoquer une augmentation temporaire de la tension artérielle. Nous n'avons pas de preuve à l'effet que le stress, lorsqu'il dure longtemps, conduit à l'hypertension. Si le médecin découvre que vous êtes en état de stress, il pourrait vous demander de revenir vous faire examiner à nouveau lorsque vous serez moins tendu. Moins de stress signifie parfois une pression sanguine plus basse.

Sur ce point, nous devons mentionner que beaucoup de gens croient que l'hypertension est une maladie liée au stress et qu'une personne qui est tendue et anxieuse ou en état de stress présente une tension artérielle élevée. Il n'en est pas ainsi. Il peut arriver que des gens tendus aient une pression sanguine élevée, mais ceci est rarement dû au stress lui-même. Quoi qu'il en soit, la seule façon d'en être certain est de faire vérifier sa tension.

Avez-vous déjà eu des problèmes rénaux?

Ainsi que nous l'avons expliqué dans le chapitre 1, les reins jouent un rôle important dans la régularisation de la tension artérielle. Une affection rénale peut être cause d'hypertension. Voici certains des problèmes que votre médecin recherchera.

Maladie rénale chronique

Cette maladie est l'une des plus fréquentes parmi les rares causes d'hypertension. Dans sa recherche de la cause, le médecin posera des questions touchant les infections chroniques rénales et urinaires, et les douleurs dans la région des reins. Celles-ci sont ressenties dans les flancs (entre les côtes et le bassin) ou dans l'abdomen. Les blessures infligées aux reins à la suite d'accidents et les calculs rénaux sont également importants.

Le médecin fera une analyse de votre urine pour y déceler la présence de protéines et de cellules nuisibles, et un test de sang dans le but d'en mesurer le niveau de créatinine et d'urée. La créatinine et l'urée sont des composés produits par l'organisme lorsque celui-ci transforme la nourriture en énergie et forme de nouvelles cellules. Les deux sont des composantes naturelles du sang, et un niveau anormal de l'une ou de l'autre peut servir d'indicateur de la capacité d'élimination des reins.

Sténose (rétrécissement) de l'artère rénale

Si l'apport de sang à un rein est réduit en raison d'un blocage partiel de l'artère, le rein va réagir en augmentant la tension artérielle. Dans certains cas, le sang qui circule dans l'artère rétrécie fait un bruit qui est en mesure d'être perçu au stéthoscope.

Si le médecin entend ce bruit lorsqu'il ausculte votre abdomen, il est possible qu'il recommande un examen rénal radio-isotopique. Ce test consiste à vous injecter une faible quantité – non nuisible – d'un colorant radioactif et à exposer votre rein à un balayage *(scan)* afin de mesurer la quantité de colorant qu'il a absorbée. Un autre test utilisé à l'occasion est la *pyélographie endoveineuse* (PEV). Celui-ci se fait par l'injection d'un liquide, colorant ou de contraste, qui devient visible à la radiographie aussitôt qu'il atteint les reins.

Si l'on soupçonne encore qu'une artère rénale est bloquée, alors on procède à ce que l'on appelle une *artériographie* ou *angiographie*. Un petit tube est introduit par l'aine dans l'artère et poussé jusqu'à ce qu'il soit à proximité du rein. Un liquide, opaque aux rayons X, est ensuite injecté. L'écoulement du liquide dans l'artère sera suivi sur un écran, révélant tout blocage ou rétrécissement.

Pour vérifier une dernière fois que la constriction de l'artère rénale est une cause d'hypertension, on peut procéder au *test de rénine de la veine rénale*. La rénine est une substance sécrétée par le rein, qui hausse la tension artérielle. Si un rein est responsable d'hypertension, c'est qu'il sécrète trop de rénine. Le sang requis pour la mesure de rénine est prélevé à l'aide d'un tube introduit dans une veine de l'aine et poussé jusqu'à la veine rénale.

Avez-vous une coarctation de l'aorte?

Cela consiste en un rétrécissement du vaisseau sanguin principal provenant du cœur. Ce resserrement réduit la circulation du sang dans les jambes mais non dans les bras. Par conséquent, l'indice que recherche le médecin sera un décalage entre le pouls du poignet et celui de l'aine, ou une pression plus élevée dans votre bras que dans votre jambe.

Avez-vous des problèmes de glandes surrénales?

Les surrénales sont deux petites glandes coiffant l'extrémité supérieure des reins. Ainsi que nous l'avons expliqué dans le chapitre 1, il existe plusieurs affections des surrénales capables de provoquer une augmentation de pression.

Hyperaldostéronisme primaire

Une glande surrénale hyperactive risque de produire un surplus d'hormone aldostérone, laquelle entraîne une augmentation de la tension artérielle. Un taux faible de potassium dans le sang est un signe de l'existence de ce problème, car l'aldostérone régit la quantité de potassium dans l'organisme.

Hyperactivité des surrénales (syndrome de Cushing)

Si les glandes surrénales produisent trop de cortisone, la pression sanguine augmentera. Cette affection se traduit par de l'obésité, surtout dans le haut du dos et dans l'abdomen. Des vergetures violacées distinctes peuvent apparaître sur l'abdomen. Les analyses de sang ou d'urine révéleront un taux excessif de cortisone.

Phéochromocytome

Dans ce cas, l'hypertension est causée par une tumeur de la zone centrale de la glande surrénale, dite médullaire. Les patients qui présentent cette condition se plaignent tout à la fois de constrictions douloureuses de la tête, de transpiration, de tremblements et de palpitations cardiaques. Si vous présentez ces symptômes, le médecin vous demandera de prélever votre urine pendant 24 heures. Celle-ci sera ensuite analysée pour qu'il puisse y déceler les hormones sécrétées par la tumeur. Si ce test est positif, on procédera à un examen par rayons X pour localiser la tumeur, qui souvent peut être enlevée par chirurgie.

L'HYPERTENSION A-T-ELLE CAUSÉ UN DOMMAGE À VOTRE ORGANISME?

Ainsi que nous en avons discuté dans le chapitre 1, une tension artérielle très élevée, ou qui l'est pendant longtemps, peut avoir un effet néfaste sur l'organisme. Si, en vous examinant, le médecin décèle des signes de dommages causés par l'hypertension, cette découverte jouera un rôle important dans l'institution du traitement qu'il vous prescrira.

La première zone touchée est le cœur. Pour combattre l'hypertension, le cœur doit fournir un effort supplémentaire, et ce surcroît de travail le fait grossir. Cette condition est révélée par *échocardiographie* (technique d'imagerie par ultrasons) au début ou, lorsqu'elle est plus avancée, par un *électrocardiogramme* (mesure des variations de l'activité électrique du muscle coronarien). On peut également mesurer le volume du cœur par une radiographie du thorax. Lorsque le cœur est surmené pendant une très longue période, il peut arriver que le plasma sanguin reflue dans les poumons. C'est ce que l'on appelle une *insuffisance cardiaque*. Le bruit du liquide peut facilement être entendu par auscultation des poumons au stéthoscope, et le liquide lui-même, décelé par une radiographie thoracique.

Les reins sont la deuxième région de l'organisme touchée par l'hypertension. Une hypertension prolongée peut user les reins. Cette condition sera diagnostiquée par une simple analyse du sang et, lorsque le médecin désire plus d'éléments d'information, par une analyse d'urine prélevée sur une période de 24 heures.

Il est également possible que l'hypertension ait un effet sur les vaisseaux sanguins des yeux. En explorant l'œil à l'ophtalmoscope, le médecin peut juger de l'état vasculaire de l'organisme. Dans un cas d'hypertension grave, les vaisseaux paraissent rétrécis et tordus. Ils peuvent également laisser s'échapper du liquide ou du sang, visibles sous forme de taches blanches ou rouges, dans le fond de l'œil. Le médecin examinera aussi les gros vaisseaux de l'organisme, à la recherche de rétrécissements ou d'élargissements causés par l'hypertension.

AUTRES FACTEURS RESPONSABLES

Le traitement de l'hypertension a comme but principal de faire diminuer les risques d'accidents cérébrovasculaires ou de troubles cardiaques. Aussi votre médecin doit-il être mis au courant de toute autre cause qui pourrait vous exposer davantage à ces problèmes. Par exemple, il est important que vous lui disiez si des membres de votre famille immédiate ont déjà souffert d'accidents cérébrovasculaires ou de troubles cardiaques; si vous fumez; si vous êtes diabétique ou si votre taux de cholestérol est élevé. Votre médecin jugera peut-être nécessaire de vous faire subir des tests visant à dépister ces deux dernières affections.

QUESTIONS ET RÉPONSES

Les personnes souffrant d'hypertension ont généralement beaucoup de questions à poser au sujet de leur état. Voici les réponses à celles qui sont posées le plus souvent.

Comment se fait-il que, même lorsque je me sens bien et que j'ai pris tous mes médicaments tels qu'ils sont prescrits, il arrive que ma tension soit trop élevée?

La tension artérielle varie continuellement pendant que nous vaquons à nos occupations. Ainsi que nous l'avons mentionné précédemment, il est normal que la pression diastolique varie de 10 à 20 mm de Hg, même dans un intervalle de quelques minutes seulement. Sous le coup de la précipitation ou de l'anxiété, elle peut s'élever encore plus haut pendant un court instant. Les remèdes contre le rhume ou la toux sont également à même de faire monter la tension artérielle. Celle-ci varie aussi selon qu'elle est mesurée sur un bras ou sur l'autre : il n'est pas rare de lire une différence de 5 à 10 mm de Hg entre le bras droit et le bras gauche. La pratique courante est donc de mesurer la pression sur le bras qui présente le degré le plus élevé de tension artérielle.

Converser pendant que le médecin vous ausculte peut également élever votre pression. Fumer peut aussi produire cet effet de même que le fait de ne pas avoir le bras supporté pendant l'auscultation. Enfin, il est possible que votre pression sanguine augmente à long terme même si vous êtes sous médication; par conséquent, le dosage de vos remèdes devra être adapté à ce changement.

Lorsque le médecin tente de savoir si l'hypertension a causé des dommages à mon organisme, pourquoi n'aborde-t-il jamais la question des maux de tête?

À moins qu'elle ne soit très élevée, l'hypertension *ne produit pas* de symptômes. Les gens qui sont légèrement ou modérément hypertendus ne souffrent ni plus ni moins de maux de tête que les gens qui ont une tension artérielle normale.

Y a-t-il une différence entre la tension artérielle mesurée à l'aide d'un manomètre anéroïde, électronique ou à colonne de mercure?

Les manomètres à colonne de mercure sont les plus précis et les plus fiables dans la mesure de la tension artérielle. Ils offrent peu de risques d'erreurs, alors que l'on doit vérifier la précision des manomètres anéroïdes ou électroniques régulièrement. Si l'appareil anéroïde a été vérifié, il donnera la même lecture de pression que le manomètre à colonne de mercure. Vous trouverez plus de renseignements sur les appareils de mesure de pression dans le chapitre 15.

Dois-je me considérer comme une personne atteinte d'hypertension si seulement ma pression diastolique est élevée?

Si la mesure de votre pression diastolique indique plus de 90 mm de Hg en trois occasions différentes dans une période de six mois, c'est que vous êtes hypertendu(e). Très souvent, mais pas toujours, votre pression systolique sera également élevée (au-delà de 140).

Cependant, il importe de mentionner que les médecins ne s'accordent pas tous sur la nécessité de traiter les cas légers d'hypertension. Si la pression diastolique se situe entre 90 et 100, et qu'il n'existe aucun signe de dommage au cœur, au cerveau, aux reins ou aux artères principales, on tiendra compte d'autres facteurs dans l'établissement du diagnostic. Ces facteurs de risques comprennent l'usage du tabac, le sexe (homme ou femme), le diabète, le cholestérol et les antécédents familiaux.

Les tableaux ci-dessous résument la démarche diagnostique du médecin traitant en ce qui a trait à l'hypertension artérielle. L'utilisation de chacun varie en fonction de chaque patient.

Tableau 1 : Questionnaire médical type dans le diagnostic de l'hypertension

Question	Cause recherchée	Pourquoi
Prenez-vous des médicaments?	Pilules contraceptives, œstrogènes, remèdes pour le rhume, comprimés pour régimes	Cause facile à supprimer
Mangez-vous de la réglisse tous les jours?	Consommation importante de réglisse	Cause facile à supprimer

Question	Cause recherchée	Pourquoi
Quelle quantité d'alcool buvez-vous parjour?	Plus de deux consommations en moyenne	Peut être une cause d'hypertension
Restreignez-vous votre consom-mation de sel?	Consommation de sel	Une consommation réduite peut abaisser la pression
Avez-vous été en état de stress récemment?	Le stress récemment vécu peut élever la tension artérielle	Il est indiqué de mesurer la pression à un moment plus serein
Avez-vous gagné ou perdu du poids récemment?	Variation récente du poids	L'obésité cause de l'hypertension; une perte de poids peut indiquer une hyperactivité de la thyroïde ou de la glande surrénale
Avez-vous déjà eu des problèmes de reins?	Infections rénales, calculs, saignements, traumatismes	Les maladies du rein sont les causes les plus courantes de l'hypertension
Avez-vous déjà souffert de troubles cardiaques ou d'un accident cérébrovasculaire?	Antécédents de crise cardiaque ou d'un d'accident cérébrovasculaire	Conséquence d'une augmentation de la tension artérielle dans l'organisme
Avez-vous déjà perdu la vue, souffert d'engourdissement ou de paralysie temporairement?	Signe d'un accident cérébrovasculaire	Conséquence d'une augmentation de la tension artérielle au cerveau

Question	Cause recherchée	Pourquoi
Avez-vous mal aux jambes lorsque vous marchez?	Douleur qui cesse au repos	Troubles des artères des membres inférieurs
Un membre de votre famille immédiate a-t-il souffert d'une crise cardiaque ou d'un accident cérébrovasculaire?	Antécédents familiaux	Risque plus élevé de crises cardiaques ou d'accidents cérébrovasculaires
Fumez-vous?	Usage régulier du tabac	Risque plus élevé de troubles cardiaques et artériels ainsi que d'accidents cérébrovasculaires
Faites-vous de l'exercice?	Habitudes saines	Diminuent les risques de maladies en général
Connaissez-vous votre taux sanguin de cholestérol?	Hausse du taux de cholestérol	Risques supplémentaires
Restreignez-vous votre consommation de graisses?	Bon régime alimentaire	Diminue le risque de maladies cardiaques

Tableau 2 : Examen médical

Examen	Affection recherchée	Signe de
Mesure de la taille, du poids	Obésité	Excès de poids comme cause possible d'hypertension; risque augmenté
Exploration de l'œil	Vaisseaux sanguins tordus; taches blanches, rouges	Dommages causés aux vaisseaux sanguin, par l'hypertension
Auscultation de l'abdomen, du cou, de l'aine	Présence de souffles	Rétrécissement des artères aux reins, au cerveau ou dans les jambes
Examen de la peau	Vergetures violacées sur l'abdomen	Hyperactivité des surrénales
Mesure de la pression sanguine dans les deux bras	Différence de lecture	Coarctation de l'aorte; important dans les mesures ultérieures de la pression sanguine
Auscultation du pouls au poignet et à l'aine; mesure de la pression dans les jambes	Décalage dans le pouls à l'aine; pression plus faible dans les jambes	Coarctation de l'aorte
Auscultation du cœur	Bruits anormaux	Hypertrophie du cœur ou insuffisance due à l'hypertension
Auscultation du thorax	Liquide dans les poumons	Insuffisance cardiaque due à l'hypertension
Palpation du cou	Pouls; glande thyroïde	Rétrécissement des artères; maladie de la thyroïde
Palpation des pieds	Mauvaise circulation; œdème	Rétrécissement des artères; insuffisance cardiaque

Tableau 3 : Tests de routine destinés aux hypertendus

Test	Cause recherchée	Signe de
Analyse d'urine	Protéines, cellules, glucose (sucre)	Problèmes rénaux, diabète sucré
Potassium du sang	Niveau faible	Hyperactivité de la glande surrénale
Créatinine et urée du sang	Niveau élevé	Problèmes rénaux
Électrocardio-graphie (ECG)	Hypertrophie du cœur ou dommage subi antérieurement	Effet de l'hypertension sur le cœur
Radiographie du thorax	Hypertrophie du cœur	Effet de l'hypertension sur le cœur

Tableau 4 : Autres tests possibles

Test	Cause recherchée	Signe de
Mesure du cholestérol sanguin	Taux élevé	Risque plus élevé de maladies cardiaques
Mesure du glucose sanguin	Taux élevé	Diabète sucré
Échographie du cœur (écho-cardiogramme)	Cœur hypertrophié ou anomalie fonctionnelle	Effet de l'hypertension sur le cœur

Test	Cause recherchée	Signe de
Prélèvement d'urine sur une période de 24 heures	Hypersécrétion des surrénales; taux de protéines élevé; taux de sodium élevé	Hyperactivité des surrénales; problèmes rénaux; consommation excessive de sel
Examen rénal radio-isotopique ou pyélographie endoveineuse (PEV)	Volume et fonction du rein diminués	Problèmes rénaux imputables à l'hypertension
Mesure de la rénine de la veine rénale	Niveau élevé	Rétrécissement artériel affectant un rein
Artériographie rénale	Rétrécissement vasculaire affectant un rein	Rétrécissement de l'artère rénale (sténose)
Mesure de la pression sanguine à la maison	Pressions plus basses à la maison	Réaction imputable à la présence du médecin (hypertension iatrogène)
Mesure par système ambulatoire	Effets du temps, de l'activité ou des médicaments sur la pression sanguine	Précision de la mesure de la pression sanguine moyenne
Mesure de l'hémoglobine du sang	Anémie	Augmentation possible de la pression systolique

3

Les bienfaits du traitement

David L. Sackett, M.D., M.Sc.

POURQUOI TRAITER L'HYPERTENSION?

La lecture des chapitres précédents vous a appris que l'hypertension a des effets nuisibles sur l'organisme. Elle écourte la vie et augmente le risque de crise cardiaque et d'accident cérébrovasculaire, de dommage permanent aux yeux et aux reins, et elle risque même de provoquer un élargissement (anévrisme) de l'aorte, l'artère principale du corps humain. Vous avez également appris que la plupart des personnes atteintes d'hypertension ne présentent aucun symptôme de cette maladie tant qu'elles n'ont pas eu de complications.

Voyons maintenant pourquoi il faut traiter l'hypertension. Eh bien! tout simplement parce que cela diminue les risques que les complications de cette maladie se manifestent! Cependant, traiter votre hypertension signifie que vous devrez vous soumettre à certaines exigences : prendre des médicaments; adopter un régime alimentaire plutôt sévère; changer votre mode de vie et cela, même si vous vous sentez très bien. Nous croyons donc nécessaire de vous donner des explications sur le traitement que vous devrez suivre.

COMMENT DIRE SI LE TRAITEMENT EST EFFICACE

Comment pouvons-nous affirmer qu'un traitement en particulier doit être prescrit par le médecin et suivi par le patient? Comment pouvons-nous savoir qu'une thérapie fait plus de bien que de mal? Après tout, il n'y a pas si longtemps encore, les médecins prescrivaient de l'opium aux diabétiques. Ce stupéfiant était effectivement recommandé par le docteur William Osler, l'un des médecins les plus célèbres du début du siècle.

Le premier président des États-Unis fut lui-même victime d'une mauvaise directive thérapeutique. Comme traitement à la laryngite grave dont il souffrait, on lui conseilla la «saignée». La saignée était pratiquée couramment à cette époque et consistait à prélever du sang d'un malade pendant plusieurs jours afin de «débarrasser son organisme des humeurs nuisibles». Le résultat fut fatal, le traitement étant encore plus dangereux que la maladie!

Depuis, les chercheurs en sciences de la santé ont mis au point des méthodes très efficaces pour déterminer la valeur thérapeutique d'un nouveau traitement. Plutôt que de se fier à des coutumes ancestrales ou à l'avis de médecins célèbres, les scientifiques insistent pour que les nouveaux traitements soient mis à l'essai dans des expériences particulières dites *études cliniques randomisées*.

Ce genre d'étude consiste à choisir au hasard, par ordinateur, les personnes qui seront soumises à un traitement. Parmi les patients qui acceptent de faire l'essai de la nouvelle thérapie, on choisit (par une méthode genre pile ou face) les personnes à qui on administrera le nouveau médicament et celles à qui l'on donnera un remède en apparence identique mais effectivement neutre, ce dernier étant appelé *placebo*. Un placebo n'a absolument aucun effet sur la santé.

Cette façon de séparer les sujets à l'étude présente l'énorme avantage de créer deux groupes identiques de patients, dont les uns reçoivent le remède actif, et les autres, le placebo. Ainsi, à la fin de l'étude, nous pouvons être certains que si une différence est observée entre les deux groupes, elle doit être imputée à la différence entre les traitements. Si les patients qui ont été soumis au nouveau médicament se portent mieux (moins de symptômes, santé meilleure, longévité accrue), les chercheurs en concluent que le traitement fait plus de bien que de mal. Dès lors, le nouveau médicament peut servir dans tous les cas semblables, où qu'ils soient.

Si, au contraire, les patients des deux groupes ne manifestent ni ne ressentent aucune amélioration à la fin du traitement, alors nous en concluons que le remède n'a pas d'effets thérapeutiques, ou que s'il en a, ceux-ci sont compensés par des effets secondaires nocifs. Dans ce cas, nous devons chercher un traitement meilleur.

Il arrive que les patients à qui l'on a administré l'agent véritable se portent moins bien que ceux qui ont reçu le placebo. Il importe alors d'avertir les cliniciens et les patients de ne pas avoir recours à ce traitement.

Dans les études randomisées effectuées dans le but de tester des médicaments, les comprimés actifs et ceux du placebo sont semblables : même aspect, même odeur et même saveur. En outre, dans la plupart de ces études, le patient et son médecin doivent accepter de ne pas savoir lequel des deux comprimés, actif ou placebo, sera administré. Ainsi, leurs conclusions quant à l'efficacité de la thérapie ne seront pas influencées (ou biaisées) par la connaissance du traitement qui était appliqué. Ce genre d'étude, où ni le patient ni le médecin ne savent quel comprimé est administré, est appelé *essai à double insu.*

CE QUE LES ÉTUDES CLINIQUES RANDOMISÉES NOUS ONT APPRIS

Les études cliniques randomisées ont prouvé que plusieurs

traitements font effectivement plus de bien que de tort. Nous en avons des exemples dans le vaccin contre la poliomyélite, l'opération de pontage coronarien et la bonne vieille AAS (aspirine) utilisée dans les cas de menace d'accident cérébrovasculaire (accès ischémiques transitoires mentionnés dans le chapitre 1). Les résultats que donnent ces traitements sont impressionnants. La poliomyélite est une maladie qui a presque disparu. Des milliers de personnes ayant déjà été handicapées par une maladie cardiaque peuvent maintenant mener une vie normale. Grâce à l'AAS, le risque de souffrir ou de mourir d'un grave accident cérébrovasculaire est maintenant diminué de moitié pour les hommes qui ont déjà subi des attaques légères.

Par ailleurs, les études cliniques randomisées ont prouvé que certaines thérapies sont inefficaces et mêmes nocives. Par exemple, la «congélation gastrique», pour traiter un ulcère peptique, est une méthode par laquelle un fluide extrêmement froid est injecté dans l'estomac en vue de freiner la production d'acide gastrique.Un autre exemple est la prescription de fortes doses de vitamine C dans le traitement du cancer. Un troisième consiste en une opération de pontage de la carotide, par laquelle une artère du crâne est rattachée à une artère nourrissant le cerveau, dans le but de prévenir les accidents cérébrovasculaires. Les recherches cliniques ont permis de mettre les patients à l'abri des traitements inutiles et dangereux. Puis, autre résultat important, l'argent, le temps et l'effort que l'on mettait à appliquer ces traitements peuvent maintenant être consacrés à des fins plus utiles.

ESSAIS RANDOMISÉS EN HYPERTENSION

Certaines des premières études cliniques randomisées qui ont été entreprises ont eu lieu dans les années soixante dans le but de déterminer si le traitement de l'hypertension était plus bénéfique que nuisible. Ces thérapies furent mises à l'essai avec des patients souffrant d'hypertension très grave. Ainsi, 143 hommes présentant une pression diastolique (la plus basse des deux lectures de pression, représentant la tension artérielle entre deux battements du cœur) entre 115 et 129 acceptèrent de se prêter à un premier test. Parmi eux, 70 patients, choisis au hasard, prirent les comprimés neutres (les placebos). Les 73 autres reçurent les comprimés contenant un médicament qui devait réduire leur pression sanguine.

Au cours des mois qui suivirent, 27 des 70 patients (39 %) à qui l'on administrait le placebo souffrirent des complications de l'hypertension : accidents cérébrovasculaires, graves dommages aux yeux, au cœur ou aux reins. Certains même en moururent. Cependant, les 73 hommes qui, pendant la même période, prirent le remède actif s'en tirèrent beaucoup mieux. Parmi eux, seulement deux (3 %) souffrirent des complications de leur hypertension.

Aussitôt qu'il fut établi de façon certaine que cette différence spectaculaire ne pouvait être l'effet du hasard, l'étude fut interrompue et les hommes qui avaient reçu le placebo furent traités au remède actif. Pour la première fois, nous tenions la preuve que le traitement de l'hypertension fait plus de bien que de tort.

Et ce n'était là qu'un aspect de la question, car nous avions la preuve que le traitement des cas les plus graves d'hypertension était efficace. Mais qu'en était-il des cas moins graves?

ÉTUDES RÉCENTES SUR L'HYPERTENSION

D'autres études cliniques randomisées furent entreprises. À chacune des études, le protocole était le même, mais il était appliqué à des cas d'hypertension de moins en moins graves. Chaque fois, la conclusion fut la même : traiter l'hypertension fait plus de bien que de tort.

Cependant, à mesure que des cas de moins en moins

graves étaient soumis à l'étude, deux autres conclusions sont ressorties. Premièrement, ainsi que des études menées précédemment l'avaient démontré (comme la fameuse étude sur l'épidémiologie du cœur à Framingham), il devint évident que moins la tension augmentait, moins il y avait de risques de complications. Deuxièmement, on se rendit compte que le traitement était moins profitable aux patients qui présentaient une légère hypertension.

Par exemple, les premières études, qui portaient sur les cas les plus graves d'hypertension, ont démontré que, sans traitement, deux patients sur trois subiraient un accident cérébrovasculaire avec séquelles graves ou mourraient dans les cinq années suivantes. Avec le traitement, nous pouvions prévenir la moitié de ces complications graves, de sorte que seulement un sur trois mourrait ou subirait les séquelles d'un accident cérébrovasculaire dans les cinq années suivantes.

Dans les cas d'hypertension légère, le risque que se manifestent de telles complications est beaucoup plus faible. Sur 200 hypertendus légers n'ayant pas reçu le traitement, seulement quatre subirent un grave accident cérébrovasculaire ou en moururent dans les cinq années suivantes. Avec le traitement, nous pourrions prévenir le quart de ces complications graves, de sorte que seulement 3 sur 200 mourraient ou subiraient les séquelles d'un accident cérébrovasculaire dans les cinq années suivantes. En d'autres mots, l'on a dû traiter un grand nombre de patients présentant une hypertension légère avant de pouvoir en trouver pour qui le traitement était vraiment bénéfique.

Malheureusement, nous ne pouvons pas prédire quels seront, parmi les 200 patients, les quatre qui sont destinés à souffrir d'un accident cérébrovasculaire ou à mourir. De même que nous ne savons pas laquelle des quatre personnes bénéficiera du traitement. Par conséquent, nous devons demander aux 200 patients de suivre le traitement. Bien sûr, cela signifie également qu'ils doivent dépenser de l'argent pour des médicaments et courir le risque, bien que faible, de souffrir des effets secondaires des médicaments antihypertenseurs.

Rien d'étonnant alors à ce qu'il y ait une vive controverse parmi les experts quant à la nécessité de traiter les cas légers d'hypertension, et surtout avec des médicaments.

Cependant, les avis sont unanimes en ce qui regarde les formes plus graves d'hypertension. Tous les médecins reconnaissent qu'une personne qui présente une pression diastolique de 100 mm de Hg ou plus bénéficiera du traitement, quel que soit son âge. Il en est de même des patients présentant des hausses de pression plus faibles (90 à 100) et chez qui l'hypertension a causé des dommages au cœur, au cerveau, aux yeux ou aux reins.

LES ÉTUDES CONTINUENT

Les études continuent, car il y a d'autres types d'hypertension (par exemple, la forme dans laquelle seule la pression systolique est élevée) sur lesquels nous ne savons rien. La question de savoir si ces autres types d'hypertension doivent être traités ou non est présentement à l'étude dans des expériences cliniques du même genre que celles qui ont été décrites précédemment.

Nous n'en savons pas beaucoup non plus sur les préférences des patients quant aux antihypertenseurs. Ce sujet important fait l'objet de recherches intenses actuellement. Malheureusement, la difficulté de mesurer la qualité de vie des patients fait obstacle à ces recherches. Mais nous devrions en savoir plus long dans les quelques prochaines années.

Nombreux sont les hypertendus et les médecins qui préféreraient prendre des moyens comme les régimes sans sel, les régimes amaigrissants, les méthodes particulières de relaxation ou l'exercice, s'il était prouvé que ces substituts aux médicaments peuvent faire diminuer la tension artérielle et prévenir les complications de l'hypertension. Au fait, de récents essais cliniques ont appliqué plusieurs de ces thérapies douces pour traiter l'hypertension. Vous pourrez vous renseigner à ce sujet en lisant les deux prochains chapitres.

CONCLUSION

Finissons donc comme nous avons commencé, c'est-à-dire en nous posant la question : Pourquoi traiter l'hypertension? Parce que le traitement de l'hypertension peut diminuer le risque de complications. Nous avons appris que traiter l'hypertension fait plus de bien que de mal, grâce aux méthodes scientifiques rigoureuses appliquées à l'étude de ces traitements, plus particulièrement la recherche clinique randomisée. Cette méthode a prouvé encore et encore que les hypertendus vivent plus vieux et plus heureux si leur condition est décelée et traitée. Ces études continuent, et nous espérons qu'elles apporteront les réponses qui nous aideront à améliorer le traitement de l'hypertension.

4

Le régime et l'hypertension

Darlene Abbott, Inf., M.Sc., Beverley Whitmore, Dt.p. et
Arun Chockalingam, Ph.D.

C'est une chose admise que le genre de nourriture que nous
mangeons influence la tension artérielle bien que le lien
précis entre le régime et l'hypertension demeure encore un
sujet de controverse. Un Congrès du consensus canadien fut
tenu en 1989 dans le but de considérer le pour et le contre de
l'approche naturelle dans la prévention et le traitement de
l'hypertension. Un comité d'experts passa en revue les informations scientifiques les plus récentes sur cette question, et
émit des recommandations destinées au public ainsi qu'aux
personnes traitées pour hypertension. Le but principal du
présent chapitre est de fournir des directives aux personnes
hypertendues.

Parmi les facteurs les plus courants, connus pour influer
sur la pression sanguine, on compte l'obésité (poids trop
élevé), le sodium (sel), le potassium, le calcium, l'alcool,
l'équilibre relaxation-stress et l'exercice physique. Dans les
pages qui suivent, nous faisons un exposé des recommandations relatives aux facteurs diététiques rattachés à
l'hypertension et nous décrivons le rôle joué par le régime

dans la prévention et le traitement de cette affection. Nous vous donnons également quelques conseils pratiques sur la façon de bien vous nourrir et de vivre sainement.

Toutes les recommandations contenues dans ce chapitre s'appliquent plus largement à la prévention des maladies du cœur. Cela signifie que vous y trouverez des encouragements à cesser de fumer et à réduire votre taux de cholestérol sanguin, bien que nous n'expliquerons pas ces facteurs de risques en détail étant donné qu'ils n'ont pas d'effet sur la tension artérielle. D'autres aspects de votre mode de vie influent sur votre pression sanguine, comme l'alcool, l'exercice et la relaxation. Vous trouverez plus de renseignements à ce sujet dans le chapitre 5.

GUIDE ALIMENTAIRE CANADIEN

Avant d'entamer la discussion sur les modifications diététiques qui peuvent abaisser votre tension artérielle, nous allons d'abord voir certains principes alimentaires de base. À cet effet, le Guide alimentaire canadien est considéré comme le meilleur modèle à suivre dans l'établissement de vos habitudes alimentaires. Ce guide, conçu par Santé et Bien-être social Canada pour les Canadiens âgés de plus de deux ans, vous aide à choisir des aliments sains et adaptés aux besoins de votre organisme. Les directives que vous y trouverez sur l'assainissement de vos habitudes de vie sont fondées sur trois principes : la variété (dans le choix des aliments et le mode d'alimentation); l'équilibre entre l'énergie absorbée et l'énergie dépensée; et la modération (dans la consommation de gras, de sucre, de sel et d'alcool).

Vous trouverez également dans ce guide des explications sur les quatre classes d'aliments et, pour chacune, la quantité minimale nécessaire à un régime sain et équilibré. Consultez ce guide lorsque vous modifierez votre régime alimentaire et

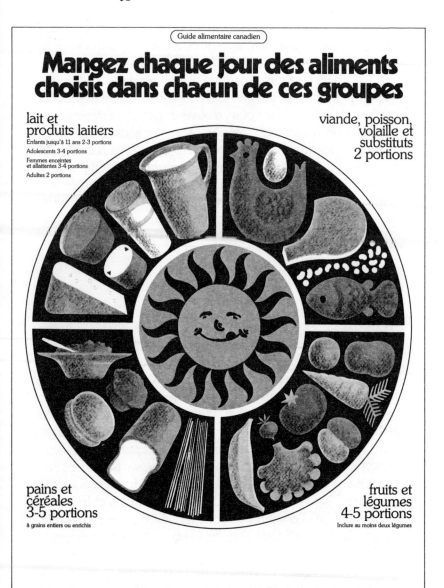

Figure 1 : Guide alimentaire canadien. (Reproduit avec la permission d'Approvisionnements et Services Canada.)

Variété

Mangez des aliments choisis dans chacun des groupes, selon le nombre et la grosseur de portions recommandés dans le Guide.

Équilibre énergétique

Les besoins énergétiques varient selon l'âge, le sexe et le type d'activité. Vous pouvez conserver un poids idéal en maintenant l'équilibre entre l'énergie fournie par les aliments, et l'énergie dépensée par l'exercice physique. Les aliments recommandés dans le Guide fournissent entre 4000 et 6000 kJ (kilojoules) (entre 1000 et 1400 kilocalories). Pour un apport énergétique accru, augmentez le nombre et la grosseur de portions des aliments des différents groupes et/ou ajoutez d'autres aliments.

Modération

Choisissez de préférence des aliments qui contiennent peu de gras, de sucre et de sel et limitez la quantité de ceux-ci dans les préparations culinaires. Consommez de l'alcool en quantité modérée seulement.

lait et produits laitiers

Enfants jusqu'à 11 ans	2-3 portions
Adolescents	3-4 portions
Femmes enceintes et allaitantes	3-4 portions
Adultes	2 portions

Prendre du lait écrémé, partiellement écrémé ou entier, du lait de beurre, du lait en poudre ou évaporé, comme boisson ou comme ingrédient principal dans d'autres plats. On peut également remplacer le lait par du fromage.

Quelques exemples d'une portion
250 mL (1 tasse) de lait
175 mL (¾ tasse) de yogourt
45 g (1½ once) de fromage cheddar ou de fromage fondu
Les personnes qui consomment du lait non enrichi devraient prendre un supplément de vitamine D.

viande, poisson, volaille et substituts
2 portions

Quelques exemples d'une portion

60 à 90 g (2 à 3 onces) de viande maigre, de poisson, de volaille ou de foie, après cuisson.
60 mL (4 c. à table) de beurre d'arachide
250 mL (1 tasse) de pois secs, de fèves sèches ou de lentilles, après cuisson
125 mL (½ tasse) de noix ou de graines
60 g (2 onces) de fromage cheddar
125 mL (½ tasse) de fromage cottage
2 œufs

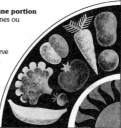

pains et céréales
3-5 portions

à grains entiers ou enrichis. Choisir des produits à grains entiers de préférence.

Quelques exemples d'une portion
1 tranche de pain
125 mL (½ tasse) de céréales cuites
175 mL (¾ tasse) de céréales prêtes à servir
1 petit pain ou muffin
125 à 175 mL (½ à ¾ tasse) de riz, de macaroni, de spaghetti ou de nouilles, après cuisson
½ pain à hamburger ou pain à hot dog

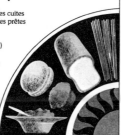

fruits et légumes
4-5 portions

Inclure au moins deux légumes

Manger des légumes et des fruits variés — cuits, crus ou leur jus. Choisir des légumes jaunes, verts ou verts feuillus.

Quelques exemples d'une portion
125 mL (½ tasse) de légumes ou de fruits – frais, congelés ou en conserve
125 mL (½ tasse) de jus – frais, congelé ou en conserve
1 pomme de terre, carotte, tomate, pêche, pomme, orange ou banane, de grosseur moyenne

que vous considérerez les recommandations que nous faisons pour le traitement de l'hypertension. Ainsi, vous pourrez adapter le Guide alimentaire canadien à vos propres besoins.

Le Guide alimentaire canadien recommande d'absorber de 4 000 à 6 000 kilojoules par jour (1 000 à 1 400 calories) pour un régime de base. La plupart des Canadiens ont besoin de plus d'énergie que cela; ils peuvent donc augmenter en nombre et en quantité les portions recommandées pour les divers groupes d'aliments ou en ajouter d'autres qui ne sont pas mentionnés dans le guide.

En suivant les directives du Guide alimentaire canadien, vous mangerez une nourriture plus appropriée et vous serez en meilleure santé. Les bonnes habitudes alimentaires aident également à régulariser votre tension artérielle. C'est ce que nous expliquons dans le présent chapitre.

L'OBÉSITÉ

Lorsque les gens prennent du poids, leur pression sanguine augmente. L'hypertension se rencontre deux fois plus souvent chez les gens obèses que chez ceux qui ne le sont pas. Une personne qui prend de l'embonpoint au début de sa vie d'adulte présente plus de risques de manifester de l'hypertension plus tard. En fait, les adultes qui, encore jeunes, souffrent déjà d'obésité sont cinq fois plus exposés à devenir des hypertendus que ceux dont le poids est normal. Les antécédents familiaux y sont aussi pour quelque chose. Des études indiquent que les jeunes personnes aux prises avec des problèmes d'obésité et des antécédents familiaux d'hypertension sont encore plus susceptibles de manifester cette affection.

Les études prouvent également que certaines personnes obèses sont plus exposées que d'autres à l'hypertension. Par exemple, des recherches récentes ont montré que les personnes dont la graisse est concentrée dans la partie supérieure du corps (comme la taille et l'abdomen) sont plus facilement sujettes à l'hypertension que celles dont l'excès de graisse se situe au niveau des cuisses ou des fesses.

Et puis, chose très importante, lorsque les gens perdent du poids, il arrive que leur tension artérielle diminue. On a également trouvé que la perte de poids a pour effet d'abaisser la pression sanguine chez les patients qui sont traités pour hypertension. Cet effet est particulièrement spectaculaire chez les obèses, mais on a noté des réductions de pression même chez les personnes qui ne le sont pas.

Combien de kilogrammes devez-vous perdre pour réduire votre tension artérielle? Cela varie d'un sujet à l'autre. Bien qu'il soit sensé de viser un poids normal, vous n'aurez peut-être pas à aller jusque-là pour abaisser votre pression. Vos pressions sanguines pourront diminuer tant que vous continuerez de perdre du poids. Par exemple, la perte de cinq kilogrammes peut réduire votre pression sanguine de six à dix mm de Hg même si, selon les normes physiques, vous êtes encore considéré comme trop lourd. Vous devrez vous rappeler cela si votre médecin vous a recommandé de maigrir pour normaliser votre tension artérielle. Vous devrez, avec votre médecin, surveiller les variations de votre pression sanguine à mesure que vous perdrez du poids.

Par ailleurs, il importe de noter que la perte de poids n'entraîne pas toujours de diminution de la tension artérielle, de même que l'obésité n'en provoque pas toujours une augmentation. Et même si la perte de votre excès de poids n'abaisse pas votre pression, elle a d'autres effets bénéfiques.

Avant que nous vous disions quelle est la manière sensée de perdre du poids, il serait peut-être utile d'établir si, oui ou non, il est nécessaire que vous en perdiez. Cela peut se faire en déterminant votre indice de masse corporelle (IMC) à l'aide du tableau ci-dessous. Remarquez que l'IMC inclut le poids de tous les éléments constituants de l'organisme, y

COMMENT DÉTERMINER VOTRE IMC - CE N'EST PAS DIFFICILE

1. Sur la colonne A, indiquez votre taille au moyen d'un X.
2. Sur la colonne B, indiquez votre poids au moyen d'un X.
3. À l'aide d'une règle, tirez un trait entre les deux X.
4. Pour déterminer votre IMC, prolongez le trait jusqu'à la colonne C.

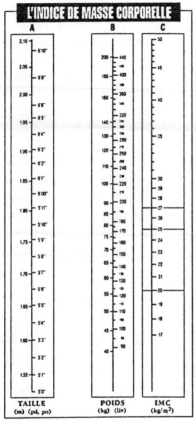

PAR EXEMPLE :

- Si Michel mesure 1,80 m (5 pi 11 po) et pèse 85 kg (188 lb), son IMC est d'environ 26.
- Si Irène mesure 1,60 m (5 pi 4 po) et pèse 60 kg (132 lb), son IMC est d'environ 23.

Au-dessous de 20   Un IMC au-dessous de 20 peut être associé, chez certaines personnes, à des problèmes de santé. L'on vous recommande de consulter un diététiste ou un médecin.

20-25   Chez la plupart des gens, cette zone est celle qui présente le moins de risques de maladie. Et celle dans laquelle vous devriez vous maintenir.

25-27   Un IMC au-dessus de 25 peut être associé, chez certaines personnes, à des problèmes de santé. L'on vous recommande la prudence si votre IMC se situe dans cette zone.

Au-dessus de 27   Un IMC au-dessus de 27 est associé à une augmentation des risques de problèmes de santé tels que les maladies cardiaques, l'hypertension et le diabète. L'on vous recommande de consulter un diététiste ou un médecin.

Source : Groupe d'experts des normes pondérales

Figure 2 : Calcul de l'IMC. (Établi à partir d'un index produit par l'Association diététique canadienne.)

compris le tissu adipeux. Ce tableau s'applique seulement aux adultes de 20 à 65 ans et ne tient pas compte de l'augmentation de la masse musculaire (par exemple chez les athlètes) ou de la façon dont la graisse est distribuée dans l'organisme. Ce tableau n'est donc qu'un ensemble de directives. C'est à vous et à votre médecin qu'il revient de déterminer quel est le poids idéal pour vous.

Se fondant sur les résultats des études, le Congrès du consensus canadien a recommandé que tous les Canadiens adultes visent un IMC de 20 à 27, et que les personnes obèses qui sont traitées pour hypertension perdent du poids. Pour perdre du poids de façon raisonnable et, plus important encore, maintenir un poids idéal, il faut à la fois restreindre les calories et faire de l'exercice régulièrement.

Perte de poids raisonnable

Quiconque a tenté de perdre du poids sait que cela peut être difficile et frustrant. Plusieurs personnes ont recours aux régimes populaires qui promettent des résultats rapides et sans efforts. Bien que, effectivement, ces régimes fassent perdre du poids, leur effet ne dure pas longtemps. Sans compter que ces méthodes s'appuient sur une alimentation qui ne favorise pas un bon état de santé. Bien choisir ses aliments et faire plus d'exercice sont souvent les meilleures façons de perdre du poids et de ne pas le reprendre.

Lorsque la quantité d'énergie que vous dépensez est plus grande que celle que vous absorbez, il s'établit un équilibre négatif dans votre organisme, et vous perdez du poids. Pour savoir où en est votre équilibre énergétique, la meilleure façon est de noter tout ce que vous mangez ou buvez pendant un minimum de quatre jours. En même temps, prenez note de toutes les activités auxquelles vous vous adonnez (par exemple, être assis à votre bureau, au volant de votre voiture, faire du jardinage, du travail domestique, etc.). Soyez honnête

avec vous-même. C'est une bonne façon d'en savoir plus long
sur votre mode de vie et sur vos habitudes alimentaires.

Une fois que vous avez fini de prendre ces notes, suivez
les étapes suivantes pour vérifier si vous vous nourrissez raisonnablement.

1. Pour chaque groupe d'aliments, trouvez la quantité re-
    commandée par le Guide alimentaire canadien. Com-
    parez cette quantité avec celle que vous avez notée. Par
    exemple (quantité consommée au déjeuner) :

125 cc (1/2 tasse) jus d'orange =	1 portion de fruit
1 tranche de pain brun grillée =	1 portion de pain ou de céréales
5 cc (1 c. à t.) beurre =	pas de groupe d'aliments
5 cc (1 c. à t.) confiture =	pas de groupe d'aliments
250 cc (1 tasse) lait =	1 portion de lait

2. Prenez-vous toutes les portions recommandées par le
    Guide alimentaire canadien? Y a-t-il un groupe d'aliments
    dont vous ne vous nourrissez pas? Si c'est votre cas, com-
    ment pouvez-vous augmenter votre consommation? Y a-
    t-il un groupe d'aliments dont vous mangez généralement
    plus que la quantité nécessaire? Comment faire pour
    diminuer votre consommation de ces aliments dans votre
    alimentation quotidienne?

3. Notez, parmi les aliments que vous avez mangés, ceux
    qui n'entrent dans aucun des quatre groupes de base. Ces
    aliments contiennent souvent beaucoup de calories et
    peu de valeur nutritive. Pouvez-vous les restreindre ou les
    omettre de votre régime?

4. Combien de fois mangez-vous entre les repas? Vous en tenez-vous à trois repas réguliers par jour, ou cassez-vous la croûte tout au long de la journée? Grignoter est souvent une habitude ou une façon de faire face au stress. Si vous le faites avec des aliments sains qui ne font pas grossir, il n'est peut-être pas nécessaire que vous les supprimiez.

5. Avez-vous la possibilité de pratiquer une forme d'exercice pendant la semaine, comme marcher, par exemple? Combien de fois pouvez-vous le faire?

Le secret pour perdre du poids et ne pas le reprendre est de maintenir un régime sain. Les régimes alimentaires sporadiques et les variations de poids, en plus ou en moins, peuvent avoir de graves effets sur la santé et rendre plus difficile la perte de poids. Suivez un régime raisonnable. Établissez-le en vous fiant au Guide alimentaire canadien, prenez des repas normaux et intensifiez graduellement l'exercice physique. (Il vaudrait peut-être mieux consulter votre médecin avant de vous mettre au conditionnement physique.) Prenez votre temps et modifiez vos habitudes alimentaires de façon sensée. Demandez à votre famille de vous aider à adopter de nouvelles habitudes.

Une perte de poids de l'ordre de un demi à un kilogramme par semaine est considérée comme raisonnable et sans danger. Si vous n'obtenez pas ce résultat en suivant les directives du guide, demandez à votre médecin de vous recommander un ou une diététicienne. Peut-être aurez-vous aussi besoin des conseils d'un professionnel pour établir votre programme d'exercices physiques.

LE SEL

Les mots sel et sodium seront utilisés indifféremment tout au long du chapitre.

On sait maintenant depuis assez longtemps que le sel joue un rôle important dans le développement de l'hypertension. Les preuves à l'appui de cette thèse nous viennent de l'étude de diverses populations. Les résultats ont montré que les sociétés non développées, petites consommatrices de sodium, présentent une faible incidence de cas d'hypertension alors que, dans les sociétés industrialisées, grandes consommatrices de sel, le nombre de cas d'hypertension est plus élevé.

L'hypertension et la consommation de sel sont toutes deux directement liées au degré de modernisation d'une société. Cependant, l'on n'a pas encore clairement établi la relation entre une grande consommation de sel et l'hypertension. Par exemple, au Brésil, les tribus indiennes mangent très peu de sel et présentent peu ou pas de cas d'hypertension. En outre, ce sont des individus généralement minces, actifs physiquement, qui ne boivent pas d'alcool et qui ne connaissent pas le stress. C'est donc dire que leur mode de vie ne se compare pas tout à fait avec celui de la plupart des Nord-Américains!

Une grande enquête, appelée Intersalt, a été entreprise pour établir, une fois pour toutes, si la consommation de sel était liée à l'hypertension. Cette étude portait sur 32 pays, de l'Argentine à l'Islande, du Mexique au Zimbabwe, et touchait dix mille personnes. Les résultats ont montré que la tension artérielle a effectivement tendance à être plus élevée chez les sujets qui consomment plus de sel. Dans l'ensemble, cependant, l'effet était plutôt faible, surtout sur la pression diastolique. Toutefois, l'on a trouvé que la pression sanguine diminuait lorsque la consommation de sel était réduite en même temps que l'absorption de potassium était augmentée. Et comme ces régimes étaient plutôt faibles en calories, il est possible que la perte de poids ait contribué à l'effet antihypertensif.

Les chercheurs en ont conclu que les changements normalement prescrits dans les régimes faibles en sel (c'est-à-dire peu de calories et beaucoup de potassium) pouvaient résulter en un abaissement de la tension artérielle de deux à trois mm de Hg en moyenne. Même une aussi faible réduction de la pression aurait un effet positif sur la population en général et entraînerait, dans l'ensemble, une diminution de la fréquence des cas d'hypertension.

La meilleure façon de mesurer l'effet d'un régime sans sel est d'effectuer une étude randomisée (tel que décrit dans le chapitre 3). Dans ce cas-ci, on choisit des personnes qui ne sont pas traitées pour hypertension et qu'on divise en deux groupes, l'un est soumis à un régime sans sel, et l'autre à un régime normal. Ensuite, l'on mesure les pressions dans les deux groupes. Après plusieurs essais de ce genre, un examen des résultats a montré que, dans un certain nombre d'études, l'effet des régimes sans sel était appréciable, mais que, dans un nombre encore plus grand, l'effet était nul. Devant de telles constatations, il est difficile de faire des recommandations strictes.

Les études dont nous venons de parler ont porté sur des personnes qui ne prenaient pas de médicaments antihypertenseurs. Chez les gens qui étaient sous traitement, l'on a trouvé que la restriction du sodium renforçait l'effet de la plupart des médicaments, les antagonistes du calcium faisant exception à cette règle (ces médicaments antihypertenseurs sont décrits dans le chapitre 10).

Nous avons vu que les études sur la restriction du sel parmi les gens qui ne prennent pas de médicaments donnent des résultats discutables. Une explication à cela est que certaines personnes peuvent être sensibles au sel. À l'heure actuelle, il n'existe aucun moyen pratique de savoir qui réagit au sel et qui n'y réagit pas. Cependant, si vous prenez des médicaments, la restriction du sel pourrait permettre de réduire la dose de médicaments requise pour stabiliser votre tension artérielle. En outre, il est bon pour la santé de réduire sa consommation de sel. Les Canadiens absorbent beaucoup plus de sel qu'ils n'en ont besoin. Des études récentes ont montré que 15 % de la quantité de sel que nous consommons par jour provient de la cuisson et de l'usage du sel à table. Le reste vient essentiellement des aliments conditionnés ou de la nourriture pour restauration rapide, avec une quantité naturelle de sel d'environ 10 % dans les aliments. Par conséquent, vous devez surveiller la quantité de sel déjà contenue dans les aliments que vous achetez.

Comment réduire le sel dans votre régime

Le goût des gens pour le sel est une habitude acquise qui peut disparaître après quelques mois de restriction. Donnez-vous de trois à six mois, et diminuez lentement votre consommation de sel. Ainsi, vous pourrez apporter à votre régime des changements qui dureront longtemps, sans qu'il vous en coûte trop.

La première étape est de cesser d'utiliser le sel à table. Puis, une fois que cette nourriture au goût moins relevé vous semble acceptable, soyez plus attentif à la façon dont vous faites votre marché. Cela signifie que vous devez acheter des aliments frais ou congelés plutôt qu'en conserve ou emballé. Prenez l'habitude de lire les étiquettes. Les ingrédients y sont énumérés selon la quantité contenue dans le produit. Par exemple, voici ce que l'on peut lire sur l'étiquette d'un empaquetage de poulet : «Croquettes de poulet congelées — Ce produit contient : poulet, sel, jus de citron, épices. La panure est composée de : farine de blé, farine de maïs, farine de soya, amidon modifié, sel, huile végétale hydrogénée, poudre à pâte, solides du lait, albumine d'œuf déshydratée, épices, gomme de guar et glutamate de monosodium.»

La lecture des étiquettes a pour but d'éviter le sel ou les composés de sodium contenus dans les produits alimentaires (dans l'exemple précédent, ces ingrédients sont écrits en italique). Si ces ingrédients figurent en début de liste ou si le produit contient trois sources de sodium ou plus, alors vous ne devez pas l'acheter. Ainsi, les croquettes de poulet décrites plus haut ne peuvent être considérées comme un bon produit alimentaire.

Voici une liste des aliments à éviter lorsque vous faites votre marché : viandes traitées, comme saucissons de Bologne, saucisses, hot dogs, viandes fumées telles que le corned-beef; fromages fondus, cornichons, soupes en conserve ou mélanges à soupe séchés; légumes ou jus de légumes en conserve réguliers; noix salées, assaisonnements et la plupart des sauces ou vinaigrettes préparées.

Vous devez donc vous procurer des légumes frais ou congelés, du lait ou des produits laitiers, des viandes maigres, du pain de blé entier enrichi et des produits à base de céréales.

À mesure que vous réduirez votre consommation de sel, vous vous habituerez lentement au goût naturel des aliments. Vous serez étonné de découvrir combien une tomate peut être bonne sans sel! Si vous voulez rehausser la saveur de votre nourriture, ajoutez-y des herbes et des épices. Vous trouverez de nombreuses idées dans les livres de recettes pour cuisine sans sel, mais voici déjà quelques suggestions :

- bœuf haché : poudre de chili, origan, quatre-épices, basilic, sarriette, romarin;

- poulet rôti : mélange d'huile à salade et de gingembre (en enduire l'intérieur et l'extérieur du poulet avant la cuisson);

- pommes de terre : persil, macis, poivron vert haché, oignon, romarin (ajouter à l'eau de cuisson).

Si vous désirez en savoir plus sur les condiments, consultez une diététicienne de votre région ou informez-vous auprès de la Fondation des maladies du cœur.

POTASSIUM

L'on a constaté que les populations grandes consommatrices de potassium présentaient des tensions artérielles plus basses. Mais il faut aussi savoir qu'un régime riche en potassium est, de par sa nature, faible en sodium. Il est donc probable que la combinaison «sodium faible-potassium élevé» est le facteur le plus important dans la prévention de l'hypertension.

Il a été démontré que les régimes riches en potassium abaissaient la tension chez les patients traités pour hypertension. Certains programmes de recherche comportaient la prescription de potassium sous forme de comprimés pour en augmenter le taux chez les patients à l'étude. Encore là, il a été prouvé que le potassium réduisait la tension artérielle en dépit du fait que les patients soumis à ces études n'étaient pas suivis pendant longtemps. Un régime riche en potassium est particulièrement important pour les gens qui traitent leur hypertension à l'aide de diurétiques, car ces médicaments ont pour effet de réduire le taux de potassium de l'organisme.

En Amérique du Nord, la quantité de potassium absorbée par les gens, dans un régime type, contient seulement le quart de la quantité qui a été consommée dans toute l'histoire. C'est donc dire que nous ne risquons aucun mal à augmenter notre consommation de potassium. (Soulignons que les patients atteints d'une affection rénale ne devraient pas modifier leur consommation de potassium avant d'en avoir discuté avec leur médecin.) Un régime riche en potassium, combiné à un régime sans sel, est recommandé surtout aux gens qui sont traités avec des diurétiques thiazidiques (voir chapitre 7).

Comment introduire suffisamment de potassium dans votre régime quotidien

Contrairement à ce que vous pouvez avoir entendu, il n'est pas nécessaire de manger beaucoup de bananes ou de boire beaucoup de jus d'orange pour absorber suffisamment de potassium! Si vous suivez les directives du Guide alimentaire canadien, vous en consommez suffisamment pour être en santé. Si, pour une raison ou pour une autre, votre organisme ne maintient pas un niveau normal de potassium (par exemple, certaines maladies ou certains médicaments peuvent entraîner une perte de potassium), vous pourriez être forcé de consommer plus d'aliments riches en potassium. Consultez votre médecin pour savoir ce qu'il y a de mieux pour vous.

En plus de manger des aliments de chacun des quatre groupes, vous avez la possibilité d'augmenter votre consommation de potassium en prenant certaines précautions dans la préparation de votre nourriture. Faire cuire les aliments dans beaucoup d'eau leur enlève leur potassium. Cela peut être évité en laissant la pelure des légumes, en coupant les aliments en plus gros morceaux pour la cuisson à l'eau ou en les faisant cuire dans peu d'eau et seulement jusqu'à ce qu'ils deviennent tendres. Faites plutôt cuire les légumes à la vapeur, au four, ou au four à micro-ondes. Une pomme de terre cuite au four contient beaucoup de potassium.

Le tableau 1 donne quelques exemples d'aliments qui sont d'excellentes sources de potassium.

Tableau 1 : Aliments riches en potassium.

Excellentes sources de potassium

(au moins 500 mg par portion)

Viandes et substituts

Pois et haricots
250 ml (1 tasse)   Pois chiches, pois cassés, haricots blancs,
                          fèves de Lima, fèves rouges, fèves de soya

Noix et graines
125 ml (1/2 tasse)   Amandes et arachides (écalées), graines
                          de tournesol

Fruits et légumes

Légumes
250 ml (1 tasse)   Feuilles de betteraves, panais, citrouille,
                          épinards, courgettes, jus de tomate ou de
                          légumes

1 moyenne (100 g)   Pomme de terre au four (non pelée)

Fruits
125 ml (1/2 tasse)   Raisins sans pépins
250 ml (1 tasse)   Jus de pruneau ou d'orange, rhubarbe
1/2 moyen (142 g)   Avocat
1/2 moyen (385 g)   Cantaloup ou melon de miel
1 moyenne (175 g)   Banane
1 moyenne (304 g)   Papaye
1 tranche (925 g)   Melon d'eau
5 moitiés (72 g)   Poires séchées
10 moitiés (79 g)   Abricots séchés
10 moyennes (100 g)   Dattes dénoyautées

Lait

250 ml (1 tasse)   Entier, 2 %, écrémé, écrémé reconstitué
                          (25 g de poudre = 250 ml), lait de chèvre,
                          babeurre

Bonnes sources de potassium
(300 à 500 mg par portion)

Viandes et substituts

Viandes, foie, poisson
90 g   Toute portion de bœuf ou de porc maigres,
                        morue, flétan, saumon, pétoncles, sardines

Lentilles et noix
250 ml (1 tasse)   Lentilles
125 ml (1/2 tasse)   Noix du Brésil, noix d'acajou, pacanes
15 ml (1 c. à tab.)   Beurre d'arachide

Fruits et légumes

Légumes
250 ml (1 tasse)   Betteraves, brocoli, choux de Bruxelles,
                        carottes, chou-fleur, céleri, aubergine,
                        champignons, courges, navets, tomates,
                        courgettes

100 g (1 moyenne)   Pomme de terre sucrée, pomme de terre
                        pelée et bouillie

Fruits
250 ml (1 tasse)   Nectar d'abricot, jus de pamplemousse,
                        d'ananas ou de mandarine
241 g (1/2 moyen)   Pamplemousse
150 g (1 moyenne)   Orange

(Adapté de *Foods High in Potassium*, avec l'autorisation des Calgary Health Services)

CALCIUM

Bien qu'il existe certaines preuves à l'effet que le calcium contenu dans les aliments peut influencer la tension artérielle, nous ne pouvons affirmer qu'une plus grande consommation de calcium empêche la manifestation de l'hypertension. Il en est de même des suppléments de calcium (aliments ou comprimés) : on ne peut affirmer qu'ils diminuent la tension sanguine chez les gens qui sont traités pour hypertension. Comme aucun lien certain entre l'apport de calcium et l'hypertension n'a pu être établi, aucune recommandation à ce sujet n'a été émise par le comité du Congrès du consensus canadien.

La thèse voulant qu'il y ait une relation entre le calcium et l'hypertension a tout de même quelque fondement, et des études sont présentement en cours au Canada pour explorer cette possibilité. Pour l'instant, la meilleure façon de vous assurer que vous absorbez suffisamment de calcium est de suivre les directives du Guide alimentaire canadien. Pour les nombreuses personnes qui ne consomment pas suffisamment d'aliments riches en calcium, il existe des suppléments qui peuvent aider à prévenir d'autres affections, comme l'ostéoporose, par exemple. (L'ostéoporose consiste en un affaiblissement et une fragilité des os chez les femmes après la ménopause.)

CHOLESTÉROL

Connaissez-vous votre taux de cholestérol? Ce dernier n'a pas d'effet sur votre tension artérielle. Cependant, comme un taux élevé de cholestérol sanguin augmente le risque qu'a une personne de manifester une maladie cardiaque, il est important que vous normalisiez votre taux de cholestérol et votre pression sanguine. Vous pouvez vous renseigner davantage sur les régimes à faible cholestérol auprès de votre médecin, d'une diététicienne ou de la Fondation des maladies du cœur.

MENUS ET REPAS AU RESTAURANT

Le temps est une valeur précieuse de nos jours; voilà qui ajoute au défi de préparer des repas. Il en résulte que nous consommons de plus en plus de nourriture de «dépannage», achetée à l'épicerie ou mangée dans des établissements de restauration rapide. Ces plats contiennent généralement beaucoup de sel, de gras et de calories, et ne sont pas recommandés à qui souffre d'hypertension.

Si vous croyez que vous consommez trop de ce genre d'aliments, posez-vous les questions suivantes : Est-ce que j'aime cette nourriture? Ces repas tout préparés me font-ils épargner du temps? Combien me coûtent-ils? Ce régime est-il sain? Si vous avez répondu «non» à l'une de ces questions, quelle qu'elle soit, il est probable que vous auriez intérêt à modifier votre façon de vous approvisionner.

D'abord, établissez un menu (pour une semaine à la fois) en planifiant des repas simples et faciles à préparer, et sans aller dans les détails; cela vous prendra peut-être 15 minutes. Ensuite, dressez votre liste d'épicerie selon ce menu, de façon à avoir tous les ingrédients nécessaires au moment voulu. À la fin, engagez tous les membres de la famille à participer à la préparation des repas. Souvent, les enfants mangent mieux lorsqu'ils ont mis eux-mêmes la main à la pâte. Voici quelques suggestions pour préparer des dîners rapides :

- Suggestion : Rôti de bœuf, poulet ou dinde le dimanche; tranches de viande froide le lundi.

Menu :   Viande froide (du dimanche), pommes de
                  terre au four, légumes crus, fruit frais, lait.

- Suggestion : Sauce à spaghetti maison, faite en grande
                  quantité et congelée par portions de repas.

Menu :   Spaghetti avec sauce, salade, pain frais, fruit,
                  lait.

- Suggestion : Mettre la viande à ragoût et les légumes à
                  cuire le matin.

Menu :   Ragoût, petits pains frais, fruit, lait.

- Suggestion : Préparer des morceaux de poulet, de bœuf
                  ou de porc pour cuisson à la poêle.

Menu :   Viande et légumes sautés, riz ou pâtes ali-
                  mentaires, fruit frais, lait.

- Suggestion : Utiliser votre four à micro-ondes.

Menu :   Poisson, pommes de terre au four, légumes
                  congelés, yaourt congelé maigre, lait.

Pour les fois où vous prenez un repas à l'extérieur, voici
quelques suggestions qui vous permettront de manger sainement, même au restaurant :

- Ayez une idée du menu du restaurant avant d'y aller; par
  exemple, un restaurant «fish and chips» n'offrira pas beaucoup de choix.

- Évitez les buffets; cela encourage les abus à table.

- Mangez lentement jusqu'à ce que vous sentiez votre estomac raisonnablement plein; il n'est pas nécessaire de vider votre assiette.

- Choisissez des plats sans sauces, à la crème ou autres; un bifteck grillé ou du poisson au four avec une tranche de citron seraient indiqués.

- Mangez des aliments qui ont été grillés, cuits à l'étuvée ou pochés.

- Prenez plaisir à d'autres choses que la nourriture, comme l'ambiance, la compagnie et l'agrément de manger à l'extérieur.

L'ALCOOL

La question du lien entre l'alcool et l'hypertension est discutée dans le chapitre 5, mais nous en parlerons brièvement ici. Il est prouvé que la consommation d'alcool élève la tension artérielle. Elle peut mener à la manifestation de l'hypertension chez certains sujets et aggraver la condition de ceux qui en souffrent déjà. Cela est vrai tant pour les hommes que pour les femmes.

Vous devriez restreindre votre consommation quotidienne à deux verres normaux (un verre normal consiste en 120 ml de vin, 30 ml de spiritueux ou 360 ml de bière). Dans le cas où votre hypertension ne serait pas circonscrite, le Congrès du consensus canadien pourrait vous recommander de cesser toute consommation d'alcool.

Un dernier conseil : Évitez de faire la fête, car il est connu que cela augmente le risque d'accident cérébrovasculaire. Il vaut mieux que vous ne preniez pas ce risque, même si votre tension artérielle est normale.

CONCLUSION

Le régime et le mode de vie sont des facteurs qui jouent un rôle important dans la prévention et le traitement de l'hypertension. Une diminution de la consommation d'alcool et la perte de poids (combinées à une intensification de l'exercice physique) sont considérées comme des moyens efficaces pour abaisser la tension artérielle. Bien que restreindre le sel et augmenter le potassium n'aient qu'un petit effet sur la pression sanguine, diminuer la consommation de sel stimule l'action de la plupart des médicaments utilisés dans le traitement de l'hypertension.

Il n'est pas difficile de manger sainement. Parmi les facteurs diététiques dont nous avons discuté, plusieurs sont liés entre eux. Par exemple, un régime riche en potassium sera pauvre en sel et en cholestérol. De la même façon, un régime pauvre en calories le sera aussi en sel. Ces combinaisons naturelles vous rendent plus facile la tâche de choisir des aliments qui soient bons pour votre santé.

L'effet produit par les changements de régime varie d'une personne à l'autre. Il vous revient, ainsi qu'à votre médecin, de décider quelle approche est la meilleure dans votre cas.

5

Mode de vie et hypertension artérielle

Jane Irvine, D. Phil. et Jean Cleroux, Ph.D.

LES FACTEURS DE RISQUE DE L'HYPERTENSION

Comme nous l'avons vu plus haut, dans 95 % des cas, on ne peut déterminer les causes de l'hypertension. L'hypertension artérielle dont on ignore les causes s'appelle l'*hypertension essentielle*. Notre mode de vie (notre façon de nous nourrir, ce que nous buvons, l'exercice physique que nous faisons et notre manière de réagir au stress) semble lié à l'apparition de l'hypertension essentielle. On appelle cet ensemble d'éléments les *facteurs de risque*, car ils semblent liés à l'apparition de l'affection et peuvent aggraver l'hypertension une fois qu'elle s'installe. Plus important, la réduction ou l'élimination de certains de ces facteurs de risque liés au mode de vie peut faire baisser la tension artérielle.

Le régime alimentaire et le poids sont peut-être les facteurs les plus importants. Nous en discutons dans le chapitre 4. Dans le chapitre qui suit, nous décrirons la façon dont l'alcool, le stress et le manque d'exercice peuvent influer sur la pression artérielle. Nous parlerons ensuite des possibilités que vous avez de faire baisser votre tension artérielle en travaillant sur ces aspects de votre mode de vie.

L'ALCOOL

De nombreuses études ont démontré que plus on consomme d'alcool, plus la pression artérielle est élevée et plus il est vraisemblable de voir apparaître des problèmes d'hypertension. Cependant, la façon dont l'alcool influe sur la tension artérielle n'est pas très claire. Certains rapports suggèrent que l'effet de l'alcool commence dès l'ingestion de petites quantités et que les personnes qui ne boivent pas d'alcool du tout ont les tensions artérielles les plus basses. Toutefois, d'après d'autres rapports, la consommation d'un ou de deux verres d'alcool par jour a des effets minimes, mais l'ingestion de trois verres ou plus par jour s'accompagne d'une tension artérielle de plus en plus élevée. Enfin, certaines études indiquent que les personnes qui consomment un ou deux verres d'alcool par jour ont des tensions artérielles plus basses que celles qui s'en abstiennent ou que celles qui prennent plus de trois verres par jour. En d'autres termes, tous s'accordent pour déclarer que l'absorption de trois verres et plus par jour a des effets néfastes, mais on ignore si une consommation inférieure à cela influe sur la tension artérielle.

Il est aussi intéressant de savoir qu'un ou deux verres par jour augmentent le taux de cholestérol - HDL (lipoprotéine de haute densité). Il s'agit là de la «bonne» forme de cholestérol qui réduit le risque de *maladie coronarienne* (lésion des artères qui entourent et alimentent le muscle cardiaque). Ainsi, du point de vue de l'hypertension et de l'athérosclérose tout au moins, un ou deux verres d'alcool par jour peuvent en fait s'avérer bénéfiques.

À ce propos, notons qu'il n'existe aucune preuve qu'un *type* de boisson alcoolisée soit meilleur qu'un autre pour la tension artérielle. Ce qui importe, c'est la *quantité* globale d'alcool consommée. De plus, le bon sens dicte qu'il est dangereux de boire ne serait-ce qu'un verre ou deux par jour avant de conduire un véhicule, de faire fonctionner une machine ou d'intervenir dans une situation qui exige une grande présence d'esprit et des réflexes rapides.

LE TABAGISME

Fumer (ou mâcher) du tabac n'est pas une cause d'hypertension. Il se produit toutefois une augmentation temporaire de la tension artérielle (d'environ 10 mm de Hg de pression systolique et 8 mm de Hg de pression diastolique) pendant que l'on fume ainsi que tout de suite après. Mais surtout, fumer semble annuler les effets bénéfiques de certains médicaments antihypertenseurs. Ainsi par exemple, des essais cliniques menés sur une grande échelle ont établi que les bêta-bloquants (un type de médicament antihypertenseur; voir chapitre 8) réduisaient le risque de maladies cardiaques et d'accidents vasculaires seulement chez les hypertendus qui ne fumaient pas. De plus, le tabagisme est l'un des facteurs de risque majeurs de cardiopathie ischémique, d'accident cérébrovasculaire et de cancer. Les facteurs de risque s'accumulent : si vous fumez alors que vous souffrez d'hypertension, vous courez un risque encore plus grand de connaître des maladies cardiaques ou un accident vasculaire.

LE STRESS

Un stress très aigu peut-il augmenter la tension artérielle? Le corps a une réaction très connue au stress aigu (à court terme), que l'on appelle la *réaction d'alarme,* de *défense* ou de *lutte* ou de *fuite*. Cette réaction se traduit toujours par une élévation de la tension artérielle, du rythme cardiaque, du rythme de la respiration et de la tension musculaire. Le flux du sang vers les muscles squelettiques augmente aussi alors qu'il diminue vers la peau, les reins et les intestins. Des hormones comme l'adrénaline et la noradrénaline sont libérées dans le sang et stimulent à leur tour le métabolisme du corps.

Cette réaction est naturelle et saine, et aide le corps à se défendre contre le danger. La réaction peut être inopportune cependant si aucune action n'est possible. En d'autres termes, si cette réaction d'alarme n'est pas suivie d'une action quelconque comme la lutte ou la fuite, le métabolisme du corps est stimulé à l'excès.

La réaction d'alarme n'est généralement pas prolongée, diminuant à mesure que le stress disparaît. Elle peut néanmoins comporter des risques pour les individus qui sont soit prédestinés à l'hypertension de par leur hérédité, soit déjà indisposés par des troubles cardiovasculaires. Pour ces personnes, l'augmentation de la tension artérielle a tendance à être plus forte et à durer plus longtemps.

Le stress chronique est-il associé à l'hypertension?

Dans certains cas, un état de réaction d'alarme chronique (long terme) s'associe à un état d'hypertension artérielle. Ainsi par exemple, on a découvert que l'hypertension était plus fréquente chez les personnes qui sont allées combattre pendant la Deuxième Guerre mondiale et les hommes menacés par le chômage, ce qui démontre que certaines situations stressantes peuvent donner lieu à une élévation prolongée de la tension artérielle. Toutefois, ces mêmes études ont indiqué que la tension artérielle retournait à la normale une fois les situations redevenues normales.

Lorsque les situations stressantes durent plus longtemps, l'augmentation de la tension artérielle peut-elle devenir permanente, persistant même une fois la cause du stress éliminée? Les chercheurs ont observé des personnes exposées à des situations stressantes sur une période de temps prolongée et ont décelé une plus forte probabilité d'hypertension chez les personnes travaillant dans certaines conditions de travail. Par exemple, la tension artérielle était plus élevée chez les contrôleurs aériens et les travailleurs manuels ou les opérateurs de machines, qui se sont plaints de l'incompréhension de leurs supérieurs. Travailler ou vivre dans un milieu très bruyant a aussi été associé à une moyenne plus élevée des cas d'hypertension. L'hypertension artérielle est aussi le lot des personnes qui vivent dans un voisinage très stressant où le revenu est faible et où l'on constate des taux élevés de criminalité, de divorces ou de séparations, un grand nombre de résidents et une forte tendance à déménager.

Ces études fournissent la preuve que le stress chronique est lié à l'hypertension, mais elles n'expliquent pas pourquoi. Peut-on l'expliquer par la réaction au stress aigu et ses effets stimulants sur la sécrétion d'adrénaline et de noradrénaline? Ou bien d'autres facteurs de risque entrent-ils en jeu, comme une grande consommation d'alcool due au stress, pour expliquer la relation entre le stress et l'hypertension? Jusqu'à présent, nous n'avons pas encore de réponses à ces questions.

Il n'empêche que la plupart des personnes exposées au stress ne souffrent pas d'hypertension. Cette découverte a débouché sur la théorie selon laquelle la sensibilité aux effets du stress peut varier d'un individu à un autre.

Sensibilité au stress. Les facteurs génétiques (héréditaires) et de personnalité ont tous deux été étudiés pour déterminer pourquoi certaines personnes semblent plus susceptibles que d'autres de souffrir d'hypertension lorsqu'elles sont stressées. Il existe des preuves qu'une personne est plus susceptible qu'une autre de réagir au stress avec des montées excessives de tension artérielle s'il en existe des cas dans sa famille. Toutefois, nous ignorons encore si cette réaction exagérée se traduit par une élévation permanente de la tension artérielle.

Jusqu'à présent, aucun lien n'a été établi entre les facteurs liés à la personnalité, comme la colère ou l'anxiété, et l'hypertension. Les études sur les individus qui ignorent qu'ils sont hypertendus ont établi qu'ils ne sont pas particulièrement plus sujets à des crises de colère ou d'anxiété que les personnes qui ont des niveaux de pression artérielle normaux.

L'hypertension cause-t-elle le stress? C'est là une bonne question. Pour beaucoup d'hypertendus qui se sentent stressés, cela peut n'être qu'une réaction à la découverte de leur affection. Comme nous le disions plus haut, des études récentes démontrent que les individus souffrant d'hypertension sans s'en douter n'ont pas totalisé plus de points aux tests de colère et d'anxiété. Au contraire, ceux qui étaient conscients de leur affection ont totalisé un plus grand nombre de points pour ces mêmes tests. Il semble donc bien que beaucoup d'hypertendus voient leur colère et leur anxiété augmenter lorsqu'ils apprennent leur état.

D'autres problèmes sont aussi souvent associés au diagnostic de l'hypertension comme un absentéisme plus prononcé, un ralentissement de la vie sociale et des activités de loisir, une baisse du revenu, une préoccupation accrue de l'état de santé et une augmentation des symptômes physiques comme les maux de tête. Les professionnels de la santé sont de plus en plus conscients de ces effets psychologiques néfastes et aident leurs patients à mieux comprendre l'hypertension et à moins s'en inquiéter.

La meilleure façon de combattre ces effets semble être un traitement efficace pour traiter l'hypertension artérielle. Les patients dont la tension artérielle est sous contrôle médical paraissent avoir le moins de problèmes. Si vous reconnaissez certains de ces symptômes en vous, n'oubliez pas qu'ils peuvent naître de votre inquiétude au sujet de votre tension artérielle. Pour les surmonter, il faut commencer par reconnaître le fait qu'un traitement efficace élimine la plupart des risques liés à l'hypertension. Lorsque votre pression artérielle est sous contrôle, vous pouvez mener une vie normale à presque tous les points de vue. N'hésitez pas à parler de vos inquiétudes à votre médecin pour qu'il puisse vous aider.

L'EXERCICE

On a découvert, dans les années trente, que les athlètes ont une tension artérielle plus basse que les personnes qui ne font pas régulièrement de l'exercice. À la suite de cette constatation, on a émis l'hypothèse que l'exercice pouvait faire tomber la tension artérielle des patients hypertendus. Les premières études comparaient la fréquence de l'hypertension sur les personnes physiquement actives par rapport aux hypertendus inactifs. Bien qu'un bon nombre de ces études révélaient que la tension artérielle moyenne (la tension artérielle de l'ensemble du groupe) était plus basse chez les travailleurs actifs que chez les travailleurs sédentaires (inactifs), on a découvert que la fréquence de l'hypertension était similaire pour les deux groupes. Ces conclusions ne pouvaient pas étayer la théorie selon laquelle l'exercice peut réduire les risques d'hypertension. Néanmoins, l'interprétation de ces conclusions est compliquée. Par exemple, il a été établi que l'hypertension survenait plus souvent chez les individus dont le travail demandait une grande attention, quelle que soit leur fréquence d'activité physique.

La première preuve indirecte d'un lien entre la fréquence de l'activité physique et l'apparition de l'hypertension a été fournie à la fin des années soixante et soixante-dix. Les chercheurs ont découvert que la fréquence de l'hypertension chez les personnes qui avaient pratiqué des activités sportives pendant au moins cinq heures chaque semaine au collège était de 20 à 40 % plus faible que chez les personnes moins actives pendant leur jeunesse. De plus, celles qui avaient les fréquences cardiaques les plus lentes au collège (en effet, l'exercice ralentit les battements du cœur au repos) étaient aussi les moins susceptibles de souffrir d'hypertension 20 à 30 ans plus tard. Cette découverte ainsi qu'un récent rapport selon lequel le ralentissement de la fréquence cardiaque chez l'animal peut retarder l'apparition de l'athérosclérose (obstruction des artères) suggèrent que l'exercice peut être bénéfique à maints égards. Les résultats d'une étude publiée en 1986 viennent appuyer cette idée : ils démontraient en effet que les personnes actives vivent plus longtemps même si l'on tient compte de l'hypertension, du tabagisme et de l'obésité.

D'autres études se sont attachées à étudier le fonctionnement du cœur de personnes hypertendues soumises à une activité physique. Ces études révélaient que les anomalies du cœur survenaient moins fréquemment chez les personnes physiquement actives que chez les hypertendus sédentaires.

Ces découvertes sont encourageantes, car elles indiquent que l'activité physique pourrait réduire les risques d'hypertension ou de réactions anormales chez les hypertendus pendant une activité physique. Elles ne montrent cependant pas si l'activité physique peut inverser les changements. Pour déterminer si l'exercice peut influencer d'une quelconque façon le traitement de l'hypertension, un groupe donné d'hypertendus jusqu'alors sédentaires devra être soumis à un programme d'exercices dont il faudra examiner les effets sur les niveaux de tension artérielle. Nous résumerons brièvement les résultats de ces études plus tard dans ce chapitre. Nous vous donnerons également des conseils pratiques sur l'exercice physique.

CHANGER VOTRE MODE DE VIE

Si certains éléments du mode de vie sont des facteurs de risque d'hypertension, les changer pourrait aider à prévenir l'hypertension ou à baisser une pression artérielle déjà élevée. Dans les sections suivantes, nous parlons des manières de modifier la consommation d'alcool, le stress et la fréquence des activités physiques.

L'alcool

Quelques conseils sur l'alcool. En partant des preuves qui lient la consommation d'alcool à la tension artérielle, l'objectif consiste à ne pas boire plus de deux verres normaux de boisson alcoolisée par jour. Un verre normal correspond à 120 ml (4 oz) de vin, 30 ml (1 oz) de spiritueux et 360 ml (12 oz) de bière. Si votre tension artérielle n'est pas encore sous contrôle, l'abstinence aura peut-être meilleur goût. Et s'il vous est difficile de vous en tenir à la limite de deux verres normaux par jour, l'abstinence est peut-être de rigueur, au moins à court terme, pour vous aider à changer vos habitudes de consommation d'alcool.

Vous pouvez essayer de limiter votre consommation d'alcool comme premier pas vers le traitement d'une hypertension artérielle modérée, c'est-à-dire lorsque la pression artérielle diastolique se situe entre 90 et 100 mm de Hg. Il faut d'ailleurs souligner que l'efficacité des autres types de traitements antihypertensifs sera certainement réduite si vous continuez à boire trop d'alcool. (Par exemple, il a été prouvé que le traitement contre le stress est moins efficace chez les patients qui consomment beaucoup d'alcool.) Cela s'applique sans doute aussi aux médicaments antihypertenseurs, au régime alimentaire et à l'exercice.

Comment changer vos habitudes de consommation d'alcool et réduire celle-ci. Pour commencer à changer vos habitudes de consommation d'alcool, il serait bon de surveiller votre comportement face à l'alcool en notant par exemple :

- le nombre de jours où vous vous en passez, le nombre de jours où vous buvez avec modération (soit un à quatre verres normaux par jour) et le nombre de jours où vous consommez beaucoup d'alcool (cinq verres ou plus par jour) par mois;

- le nombre de jours qui se sont écoulés depuis votre dernier verre;

- la durée estimative de votre habitude de boire.

La consommation d'alcool entre généralement dans un type de comportement qui a une fonction pour vous. Vous pouvez boire pour soulager une impression de tension ou de tristesse, pour en tirer du plaisir, pour vous donner du courage (par exemple dans des soirées mondaines), pour réduire la pression sociale ou pour faire comme tout le monde. Parfois, on boit sans raison particulière, simplement par habitude. La consommation peut avoir une ou plusieurs fonctions pour le même individu. Le fait de comprendre les fonctions que l'alcool remplit pour vous pourrait vous aider à trouver des solutions pour chacune d'elles.

Établissez votre propre objectif. Le but ultime est de se limiter à un ou deux verres normaux par jour. Au début, vous ressentirez peut-être le besoin de choisir un objectif intermédiaire, disons trois verres, si vous buvez normalement beaucoup d'alcool. Cependant, tant que vous n'atteindrez pas la limite de deux verres par jour, vous n'obtiendrez peut-être pas les résultats escomptés quant à une diminution de la tension artérielle. Lorsque vous déterminerez vos objectifs de consommation d'alcool, il vous faudra établir ces limites :

- le nombre maximal de jours où vous consommerez de l'alcool (par semaine);

- le nombre maximal de verres que vous prendrez ces jours-là ;

- le moment où vous pourrez boire (en vous basant sur l'analyse de vos habitudes);

- le moment où vous ne pourrez pas boire (en vous basant sur l'analyse de vos habitudes);

- le temps que vous prendrez pour essayer de changer vos habitudes de consommation d'alcool (c'est-à-dire à quel moment pensez-vous qu'il faudra recourir aux services d'un thérapeute expérimenté).

Pourquoi ne pas essayer plusieurs stratégies pour vous aider à atteindre votre objectif! L'une de ces stratégies consiste à mesurer votre consommation en :

- mesurant chaque verre;

- mélangeant l'alcool avec une boisson non alcoolisée plutôt que de le boire sec;

- sirotant vos verres;

- alternant la boisson alcoolisée avec de la boisson non alcoolisée ou en espaçant d'au moins une heure la con-sommation d'un verre à l'autre;

- évitant de boire l'estomac vide.

Une autre stratégie consiste à vous autocontrôler en notant entre autres :

- l'heure à laquelle vous consommez de l'alcool;
- la quantité consommée;
- la raison pour laquelle vous buvez;
- les envies ou les tentations de boire;
- les incitations à boire.

En vous contrôlant de la sorte, vous ne perdrez pas votre objectif de vue, et cela vous aidera à éclaircir les raisons qui vous poussent à boire et vous aidera aussi à déceler vos problèmes.

Décidez à l'avance de ce que vous ferez lorsque vous vous trouverez dans une situation où il y aura de l'alcool en abondance (rappelez-vous nos trucs pour mesurer vos boissons) ou lorsque vous risquerez d'être incité à boire (vous pourriez par exemple vous rappeler de dire «Ça va bien pour l'instant, merci.»). Fixez à l'avance le nombre maximal de verres que vous consommerez. Préparez-vous à répliquer à vos propres prétextes pour oublier votre objectif (par exemple : «Je ne travaille pas demain» ou «Ce n'est pas moi qui conduis ce soir.»).

Lancez-vous dans des activités qui ne vont pas de pair avec une forte consommation d'alcool. Par exemple, vous pourriez suivre des cours de formation ou d'exercice physique, vous intéresser à une activité ou en reprendre une qui vous plaisait, et éviter les fréquentations qui vous poussaient à boire.

Les problèmes familiaux ou les conflits au bureau peuvent aussi vous porter à boire. Vous devez vous dire que l'alcool n'aide pas à les régler. Trouvez d'autres solutions. Ce serait peut-être une bonne idée de vous adresser à un thérapeute expérimenté pour résoudre ces problèmes, mais il peut être suffisant de vous confier à un ami intime. Si vous constatez qu'il vous est impossible de vous en tenir à votre objectif, vous pourriez demander à votre médecin de vous aider à planifier et à superviser le programme avec vous. Il peut aussi vous communiquer les coordonnées d'un thérapeute expérimenté.

Vous trouverez aussi un exposé des différentes méthodes pour réduire la consommation d'alcool dans un dépliant et un livre que vous pouvez vous procurer en écrivant à : Dr Martha Sanchez-Craig, Fondation de la recherche sur l'alcoolisme, 33 Russell Street, Toronto, Ont., M5S 2S1.

Le tabagisme

Quelques conseils sur le tabac. Il n'est guère facile d'arrêter de fumer, mais, dans le cas des personnes qui souffrent d'hypertension artérielle, il est impératif d'y parvenir. La plupart des tactiques qui sont utilisées pour réduire la consommation d'alcool s'appliquent aussi à la cigarette. Essayez-les! Il existe en plus toute une panoplie de produits et de programmes pour arrêter de fumer. Si vous n'arrivez pas à arrêter de fumer tout seul, votre médecin est en mesure de vous aider ou de vous diriger vers des cliniques spécialisées.

Le stress

Est-ce qu'une thérapie de relaxation est vraiment capable d'abaisser la tension artérielle? Lorsqu'on examine les résultats de la thérapie de relaxation, il faut se rappeler que la pression artérielle est très variable. Nous savons que les résultats d'une prise de tension artérielle ne reflètent pas toujours fidèlement son niveau dans d'autres situations. De fait, de nombreuses études ont démontré que les tensions artérielles prises chez le médecin ne sont pas les mêmes que celles prises au bureau ou à la maison. Cette différence est importante. Elle signifie que, bien que les individus aient appris à se détendre et à abaisser leur tension artérielle chez le médecin, leur tension artérielle habituelle peut ne pas être plus basse s'ils n'ont pas appris à se détendre au travail ou à la maison.

Même en milieu clinique, les résultats des études portant sur les thérapies de relaxation se contredisent. Pour vous en donner un échantillon, afin de vous permettre de prendre votre propre décision si vous êtes tenté d'essayer les techniques de relaxation, nous examinerons certaines des meilleures études.

Quatre des sept études sur des patients traités sans médicaments ont montré des baisses considérables de la tension artérielle mesurée en clinique. Les baisses de tension artérielle variaient d'un individu à l'autre. Certains patients ont connu des chutes importantes de leur tension artérielle alors que d'autres n'ont connu que des changements minimes ou n'en ont éprouvé aucun. En moyenne, la réduction de la pression systolique était de 12 mm de Hg et celle de la pression diastolique de 10 mm de Hg.

Neuf des 14 études ont permis de découvrir que la thérapie de relaxation abaissait considérablement la tension artérielle des patients qui prenaient des médicaments antihypertenseurs, mais dont la tension artérielle était toujours élevée. Une autre étude récente a révélé que plusieurs patients hypertendus pouvaient réduire la quantité des médicaments après avoir suivi une thérapie de relaxation tout en contrôlant leur tension artérielle.

Il est moins sûr que la thérapie de relaxation réduise la tension artérielle à l'extérieur du milieu clinique. Deux études ont démontré que les tensions artérielles mesurées pendant une journée de travail étaient plus basses après une session de relaxation. Une autre étude au contraire n'a pas constaté de baisse de la tension artérielle prise pendant la journée de travail après une session de relaxation. Il n'est donc toujours pas sûr que la thérapie de relaxation puisse diminuer la tension artérielle pour toute la journée.

Quelques conseils sur les thérapies de relaxation. On ne peut pas recommander une thérapie de relaxation pour traiter l'hypertension. D'abord, il n'est pas sûr qu'elle abaisse la tension artérielle toute la journée. Ensuite, aucune étude n'a été faite pour déterminer si la thérapie de relaxation peut empêcher des complications liées à l'hypertension comme les maladies cardiaques et les accidents vasculaires. Ainsi, selon une recommandation émanant d'une récente rencontre du Congrès du consensus canadien, coparrainée par la Société canadienne d'hypertension artérielle, il semblerait qu'il soit prématuré de recommander le recours à des techniques de gestion de la relaxation-stress dans le traitement de l'hypertension artérielle. Néanmoins, certaines personnes peuvent constater une baisse de leur tension artérielle. Nous vous recommandons donc, si vous décidez d'essayer une thérapie de relaxation, de le faire avec l'approbation et sous la supervision de votre médecin.

L'exercice

Faites de l'exercice pour régulariser votre tension artérielle. Lorsque nous parlons d'exercice dans cette section, nous entendons la pratique régulière (trois fois par semaine) d'exercices dynamiques (que nous appelons souvent *aérobiques*). Ils comprennent le jogging, la bicyclette, la danse aérobique, la natation, etc. Pour qu'ils fassent de l'effet, il faut les pratiquer avec une certaine intensité et pendant un certain temps. L'intensité varie selon la personne et devrait être déterminée par un spécialiste de l'exercice physique. La séance d'exercice dure de 40 à 60 minutes.

Cela s'oppose aux exercices isométriques comme ceux que l'on peut faire avec des appareils de musculation ou avec des haltères. Il se fait très peu de recherche sur les effets des exercices isométriques sur l'hypertension. Que ce soit pendant l'exercice dynamique ou isométrique, la tension artérielle augmente généralement. Cependant, elle augmente beaucoup plus pendant l'exercice isométrique que pendant l'exercice dynamique. Les exercices isométriques sont donc fortement déconseillés à moins d'être pratiqués sous supervision. (Il serait sage d'éviter de pousser votre voiture si vous êtes coincé dans la neige!)

Les résultats des études expérimentales. Un récent congrès du consensus s'est penché sur le rôle de l'exercice dans le contrôle de l'hypertension et a fait les recommandations suivantes :

> *Les individus atteints d'hypertension artérielle devraient consulter leur médecin avant d'entreprendre des exercices vigoureux. Une activité physique adéquate sert aussi dans la gestion du poids pour le contrôle de l'hypertension artérielle. Bien qu'il semble être prouvé qu'un exercice aérobique régulier puisse se traduire par une baisse de la tension artérielle chez les patients souffrant d'hypertension modérée, il faudra attendre les résultats d'une recherche plus poussée avant de faire des recommandations quant à l'intensité, la fréquence et la durée de l'activité nécessaire pour abaisser la tension artérielle et pour déterminer combien de temps durent les effets. Les activités comme l'haltérophilie ne sont pas recommandées pour les patients hypertendus.*

Ces recommandations sont fondées sur les résultats d'études expérimentales menées depuis la fin des années soixante pour examiner la possibilité que l'exercice offre de réduire la tension artérielle au repos des hypertendus. Les observations suivantes ressortent des études sur les effets des exercices dynamiques : chez les hypertendus dont les niveaux de tension artérielle se situent entre 140/90 et 150/100 mm de Hg, une baisse de la tension artérielle au repos était généralement enregistrée après l'exercice; chez les hypertendus dont les niveaux de tension artérielle se situent au-dessus de 160/100 mm de Hg, une diminution de la tension artérielle au repos était notée seulement après une activité physique d'une intensité modérée, et non pas forte.

Notre propos n'est pas de définir ce que l'on entend par activité physique d'intensité «modérée» ou «forte». En un mot, une certaine intensité d'exercice qui peut épuiser un individu s'avérera très supportable pour un autre. La mesure de l'intensité d'un exercice particulier demande une connaissance approfondie des mécanismes physiologiques et devrait être déterminée par des spécialistes de l'exercice physique.

Toujours à propos de l'exercice, il serait important de savoir si l'effet de baisse de la tension artérielle peut être maintenu aussi longtemps que le programme d'exercice est suivi. Il existe peu de données sur ce point. Cependant, une étude au cours de laquelle les participants ont pratiqué des exercices trois fois par semaine pendant un an a montré un effet antihypertensif soutenu. Ainsi, même s'il faut encore approfondir la recherche, les preuves actuelles sont assez concluantes pour recommander l'exercice dynamique aux hypertendus dont la condition physique le permet.

Tous ces résultats ont été obtenus avec des patients hypertendus qui ne prenaient pas de médicaments. Nous ignorons les effets de l'exercice sur les hypertendus qui prennent déjà des médicaments. D'ailleurs, même lorsqu'il leur faut prendre des médicaments, les patients hypertendus peuvent mener une vie normale lorsque leur hypertension est détectée assez tôt. Ainsi, beaucoup commencent à faire du jogging, s'inscrivent à des cours de conditionnement physique ou apprennent à nager après que leur hypertension eut été diagnostiquée et traitée.

Nous ignorons pour l'instant à quel degré cela peut affecter l'action des médicaments et il faudrait une étude plus poussée sur le sujet. Il est aussi possible que certains médicaments destinés à abaisser la tension artérielle affectent la capacité de faire de l'exercice. Par exemple, les inhibiteurs bêta-adrénergiques (les bêta-bloquants) ralentissent la fréquence cardiaque et les personnes qui les prennent ont une moindre tolérance à l'effort physique. Cela ne signifie pas que les personnes qui prennent des bêta-bloquants ne devraient pas faire d'exercice. Cela veut simplement dire qu'elles devront travailler un peu plus dur pour parvenir au même degré d'activité physique. (Nous parlerons des bêta-bloquants dans le chapitre 8.)

Quelques conseils pratiques sur l'exercice. L'exercice ne convient pas à tout le monde. En fait, les recommandations du Congrès du consensus canadien suggèrent que l'exercice pourrait ne profiter qu'aux personnes qui essaient de perdre du poids.

Si vous et votre médecin pensez qu'il serait bon pour vous de faire davantage d'exercice, voici quelques conseils sur la manière de commencer. D'abord, vous devrez vous attendre à être plus actif physiquement dans votre vie quotidienne. Cela ne veut absolument pas dire que vous devez vous précipiter pour vous inscrire à des cours de conditionnement physique tout de suite! Au contraire, il faudrait commencer doucement. Par exemple, descendez de l'autobus un arrêt plus tôt et marchez jusqu'à votre destination. Ou bien prenez l'escalier au lieu de l'ascenseur, ou sortez de l'ascenseur un étage avant le vôtre pour monter les escaliers. (Nous recommandons que vous commenciez par descendre les escaliers pendant quelques semaines avant de les monter. Ceci imposerait moins d'efforts à votre cœur tout en améliorant la force musculaire de vos jambes.)

Il s'agit là de quelques suggestions évidentes. Vous penserez sans doute à beaucoup d'autres manières d'augmenter votre activité physique quotidienne. Étant donné l'emploi du temps serré qui caractérise notre époque, vous aurez peut-être à faire de petites concessions pour changer vos habitudes d'exercice physique. Par exemple, vous devrez quitter la maison plus tôt pour marcher jusqu'au travail. Vous devrez peut-être prendre dix minutes de moins pour le déjeuner si vous montez et descendez les escaliers de la cafétéria au lieu de prendre l'ascenseur. Si vous ne voulez pas sacrifier le temps nécessaire à ces changements, il est improbable que vous réussissiez à respecter les exigences d'un programme de conditionnement physique, qui demande un investissement encore plus grand en temps et en effort. Par contre, vous pourriez préférer une activité moins exigeante (comme une promenade à pied de 30 minutes le soir avant le dîner, qui deviendra la partie la plus agréable de votre journée). Si tel est votre cas, vous pourriez être le genre de personne à nécessiter un programme d'exercice soigneusement supervisé.

C'est à ce moment-là qu'il vous faudra demander conseil à un expert sur le type d'exercices qui vous conviendrait le mieux. Pour commencer, parlez à votre médecin de votre vie plus active et demandez-lui conseil. Il sera peut-être en mesure de vous recommander un physiologue du sport qui évaluera votre condition physique générale et vous recommandera un programme de conditionnement personnalisé. À mesure que votre forme physique s'améliorera et que les effets antihypertensifs des exercices se feront sentir, votre médecin décidera peut-être de suspendre les médicaments.

En revanche, si vous prenez déjà des médicaments antihypertenseurs, il faudra peut-être en modifier la dose. Nous tenons à souligner que c'est au médecin qu'il revient de prendre ces décisions. Il est hors de question de remplacer les médicaments par l'exercice! Cela pourrait être une mauvaise décision. Ce genre de décision ne saurait être considérée qu'à long terme.

Un programme d'exercices physiques doit durer plus de six semaines avant de donner des résultats significatifs. Il faut jusqu'à 20 semaines pour obtenir l'effet antihypertensif maximal. Rappelez-vous que votre objectif devrait être un changement global de votre mode de vie, d'une vie sédentaire à une vie active. Il n'est guère possible d'obtenir ce résultat du jour au lendemain. Selon votre forme physique initiale, cela peut prendre jusqu'à un an avant que vous ne puissiez vous inscrire à un vrai programme de conditionnement. Soyez patient!

CONCLUSION

Certains aspects du mode de vie, dont l'excès de poids et la consommation d'alcool, influencent la tension artérielle. Vous trouverez des renseignements sur le régime alimentaire et le poids dans le chapitre 4, et nous avons parlé de l'alcool dans le détail. Une activité physique régulière semble aussi avoir un effet sur la tension artérielle et aide à perdre du poids. Quant à la méthode de gestion de la relaxation-stress, nous ignorons encore si elle a des effets.

6

Médicaments généralement prescrits dans le traitement de l'hypertension

Martin Myers, M.D.

Dans ce chapitre, vous trouverez une brève explication des types de médicaments utilisés dans le traitement de l'hypertension. Plus de renseignements sont fournis dans les chapitres 7 à 11.

HISTORIQUE RÉCENT

Au cours des 50 dernières années, peu de progrès en médecine ont surpassé ceux qui ont été réalisés dans la mise au point de remèdes destinés au traitement de l'hypertension. Avant 1950, il n'existait aucun moyen efficace d'abaisser la tension artérielle, avec ou sans médicaments. Lorsque le médecin posait un diagnostic d'hypertension, la nouvelle était généralement accueillie avec désespoir, car le pronostic de cette affection était sombre. En effet, les patients les plus sévèrement atteints avaient moins de 10 % de chances de survivre dans les 12 mois subséquents.

105

Heureusement, grâce à la recherche médicale et à la création de nouveaux agents pour le traitement de l'hypertension, ce triste dénouement a été inversé presque complètement. Entre 1950 et 1970, le traitement de l'hypertension par médicaments se répandit de plus en plus. Au cours de cette période, l'attention fut portée davantage sur les patients gravement atteints d'hypertension car, ces médicaments entraînant souvent des effets secondaires pénibles, ils étaient plutôt destinés aux personnes qui en bénéficieraient le plus. Cependant, dès le début des années soixante-dix, la disponibilité d'agents antihypertenseurs tels que les diurétiques et les bêta-bloquants rendit possible le traitement de la plupart des hypertendus, avec un minimum d'effets secondaires.

Ce fut donc une déception d'apprendre, à la suite d'enquêtes faites au début des années soixante-dix, que moins du quart des patients souffrant d'hypertension recevaient des traitements appropriés, malgré la disponibilité de médicaments efficaces. De grands efforts furent déployés pour alerter patients et médecins de l'importance de traiter l'hypertension. Au milieu des années quatre-vingt, la plupart des hypertendus étaient traités correctement, et leur hypertension était contrôlée.

MISE AU POINT DE NOUVEAUX MÉDICAMENTS

Au cours des 20 dernières années, plusieurs types de médicaments destinés au traitement de l'hypertension sont apparus sur le marché. Avant d'être offerts en pharmacie, ces nouveaux remèdes sont soumis à des études approfondies. Ils sont d'abord testés sur des animaux et ensuite sur des humains, afin de mesurer leur capacité d'abaisser la tension artérielle et pour s'assurer qu'ils n'entraînent pas d'effets secondaires nuisibles.

Les résultats de ces études préliminaires sont soigneusement évalués par l'entreprise qui produit le médicament et par le Bureau des drogues de la Direction de la protection de la santé, à Ottawa. Ce processus de normalisation est extrêmement exigeant. Malgré les pressions exercées par l'entreprise pharmaceutique, les médecins et le public pour obtenir que des traitements efficaces soient approuvés et distribués dans les pharmacies le plus tôt possible, il faut souvent des années avant qu'un nouveau remède ne devienne accessible aux patients.

Parfois, les médias d'information font, sans le vouloir, la promotion de nouveaux remèdes dans leurs rapports sur les effets prometteurs d'une nouvelle thérapie. Nous devons reconnaître qu'il n'est pas certain qu'un nouveau médicament sera meilleur et qu'il produira moins d'effets secondaires que les précédents. À moins que vos médicaments actuels ne vous causent des problèmes, il n'y a pas lieu de faire l'essai d'une nouvelle thérapie, même si les journaux ou la télévision vous suggèrent un «remède miracle».

Un dernier commentaire au sujet des nouveaux médicaments : les progrès réalisés dans le traitement de l'hypertension sont possibles grâce à la seule collaboration de patients comme vous. L'une des raisons qui font que nous disposons de tant de remèdes sûrs est que les patients se portent volontaires pour participer à des études soigneusement élaborées comme nous en avons décrites dans le chapitre 3. Sans la coopération des patients, nous serions encore dans la même situation qu'il y a 10 ou 20 ans, alors que quelques médicaments seulement étaient offerts et qu'ils entraînaient souvent des effets secondaires. Nous avons encore besoin de meilleurs médicaments! Il faudra encore beaucoup de recherches et beaucoup de patients pour que soient améliorées les thérapies actuellement disponibles. Si on vous demande de participer à une étude d'évaluation d'un nouveau remède destiné au traitement de l'hypertension, pensez sérieusement à vous y prêter. Vos enfants, vos voisins et vous-même pourriez en bénéficier.

OBJECTIFS DES TRAITEMENTS

Nous savons que l'abaissement de la tension artérielle à moins de 140/90 mm de Hg diminue le risque de complications dues à l'hypertension. Cependant, des doutes persistent quant à la pression sanguine idéale qu'il faut viser. En général, chez les sujets qui ne sont pas traités pour hypertension, plus la pression est basse, mieux ça vaut. Cependant, il est prouvé qu'abaisser la tension artérielle à un niveau de beaucoup inférieur à 140/90 n'est pas plus bénéfique; en fait, cela peut augmenter le risque d'effets nocifs. À l'heure actuelle, le but est de faire chuter la tension artérielle à moins de 140/90, mais en se rappelant qu'une pression maintenue très basse à l'aide de médicaments n'ajoutera pas nécessairement aux effets positifs.

DIMINUTION DE LA TENSION ARTÉRIELLE

Chez les patients qui présentent un faible degré d'hypertension, l'approche idéale est d'abaisser la tension artérielle sans médicaments. Par exemple, un patient obèse pourrait y arriver en perdant du poids; un gros buveur en buvant moins d'alcool; et tout un chacun en réduisant la quantité de sel (sodium) dans son alimentation. Cependant, ainsi que nous l'expliquons dans le chapitre 15, les gens trouvent souvent difficile de suivre ces directives. Et même lorsqu'elles sont suivies, ces mesures n'apportent souvent qu'une faible diminution de la tension artérielle en comparaison des traitements par médication. Pour les patients qui présentent une augmentation légère à modérée de pression sanguine et pour ceux qui trouvent difficile de s'en tenir à des moyens naturels, des médicaments doivent être prescrits.

En général, les remèdes abaissent la tension artérielle par l'action qu'ils exercent sur les mécanismes qui aident à maintenir la pression sanguine à un niveau normal. Imaginez que votre cœur est une pompe et que les vaisseaux sanguins sont des tuyaux rattachés à cette pompe. Nous pouvons faire appel à des médicaments pour modifier l'activité de la pompe (le cœur) ou pour altérer la résistance des tuyaux (vaisseaux sanguins) à l'écoulement du sang. En utilisant des médicaments comme des bêta-bloquants, par exemple, nous avons la possibilité de réduire le rythme cardiaque et la quantité de sang pompée par le cœur, ou nous avons la possibilité de réduire la résistance au flot sanguin à l'aide de vasodilatateurs, entre autres.

MÉDICAMENTS COURAMMENT UTILISÉS

Nous allons maintenant nous intéresser aux médications prescrites de nos jours dans le traitement de l'hypertension. Nous les avons regroupées en cinq catégories principales pour vous en donner un aperçu. Les détails concernant chacune en particulier sont donnés dans les chapitres indiqués au paragraphe afférent.

Diurétiques

Les diurétiques augmentent la quantité de sodium (sel) et d'eau excrétée par les reins sous forme d'urine. Cette élimination des liquides réduit le volume de sang que le cœur doit pomper à chaque battement. Les diurétiques peuvent également abaisser le taux de sodium dans les vaisseaux sanguins, ce qui a pour effet de faire diminuer la résistance de ceux-ci à l'écoulement du sang. (Voir chapitre 7 également.)

Inhibiteurs du système nerveux sympathique

Le système nerveux sympathique fait partie du système nerveux autonome décrit dans le chapitre 1. Il sert d'intermédiaire dans la transmission de signaux moteurs que le cerveau envoie au cœur et aux vaisseaux sanguins. Le système nerveux sympathique agit sous l'action de deux hormones (la noradrénaline et l'adrénaline) qui excitent les récepteurs logés sur les parois de certaines cellules de l'organisme. Il existe deux types principaux de récepteurs : les récepteurs alpha et les récepteurs bêta. L'excitation des récepteurs peut entraîner une augmentation de la tension artérielle : par une constriction (resserrement) des vaisseaux sanguins lorsque les récepteurs alpha sont excités, et par stimulation du muscle cardiaque lorsque les récepteurs bêta sont excités. Par conséquent, les médicaments capables de bloquer ces récepteurs devraient avoir pour effet d'abaisser la pression sanguine. Parmi les agents inhibiteurs du système nerveux sympathique, c'est-à-dire ceux qui réduisent l'effet d'excitation sur celui-ci, on compte les alpha-bloquants, les bêta-bloquants et les remèdes qui agissent directement sur le cerveau (médicaments à action centrale). (Voir chapitre 8 également.)

Les inhibiteurs de l'enzyme de conversion de l'angiotensine (ECA)

Ces médicaments bloquent les effets de la rénine, une enzyme synthétisée par le rein. Celle-ci donne lieu à la production d'autres substances (angiotensines), qui provoquent la vasoconstriction. En empêchant la production de l'angiotensine, les inhibiteurs de l'ECA entraînent une diminution de la résistance périphérique artérielle et facilitent la circulation du sang. (Voir chapitre 9 également.)

Les antagonistes du calcium

Ces agents inhibent l'apport de calcium aux cellules musculaires du cœur et aux parois des artères. Le calcium étant nécessaire à la contraction musculaire, ces médicaments réduisent la force de contraction du cœur, donc le débit sanguin. Ils agissent également comme vasodilatateurs (voir plus bas) pour faciliter la circulation du sang dans les artères. (Voir chapitre 10 également.)

Les vasodilatateurs

Les vasodilatateurs détendent le muscle de la paroi des artères. Cela a pour effet de dilater les vaisseaux sanguins et par conséquent de faciliter la circulation du sang. (Voir chapitre 11 également.)

QUEL EST LE MÉDICAMENT IDÉAL?

Le médicament idéal serait celui qui pourrait réduire la tension artérielle sans causer d'effets secondaires nuisibles. Il ne coûterait pas cher, ne serait pas administré souvent et éliminerait toutes les complications dues à l'hypertension. Il serait également compatible avec d'autres médicaments et ne réagirait pas à d'autres maladies ou problèmes de santé. Vous l'avez deviné, nous n'avons pas encore atteint la perfection sur ce point. Mais, heureusement, nous avons à notre disposition une variété de médicaments capables d'abaisser réellement la tension artérielle et dotés en plus de plusieurs autres vertus que nous venons de mentionner.

LES RECOMMANDATIONS DES AUTORITÉS CANADIENNES SUR L'USAGE DES MÉDICAMENTS DANS LE TRAITEMENT DE L'HYPERTENSION

Récemment, la Société canadienne d'hypertension artérielle a tenu un Congrès du consensus pour émettre des recommandations sur l'usage de médicaments dans le traitement de l'hypertension. Au cours de leurs discussions, les membres du congrès utilisèrent le remède «idéal» comme norme de comparaison des médicaments actuellement offerts sur le marché.

Sélectionner l'agent présentant les meilleures caractéristiques n'est pas une chose simple. Par exemple, un nouveau médicament pourrait réellement abaisser la tension artérielle et produire relativement peu d'effets secondaires. Cependant, un tel remède est généralement plus cher, car il en coûte beaucoup pour mettre au point un nouveau médicament et pour le tester. En outre, un nouveau médicament n'aura pas été en circulation assez longtemps pour nous permettre de savoir s'il a des effets nuisibles à long terme, ou s'il réduit réellement la fréquence des complications dues à l'hypertension pendant une période de cinq à dix ans. Par conséquent, un médicament plus ancien, moins cher et mieux connu semble plus avantageux.

Toute recommandation relative à l'usage de médicaments dans le traitement de l'hypertension doit tenir compte de ce que nous savons déjà sur chacun des remèdes et de ce qu'il reste à découvrir, surtout en ce qui regarde les nouveaux agents.

TRAITEMENT DES PATIENTS PRÉSENTANT UNE HYPERTENSION SANS COMPLICATIONS

Les diurétiques ou les bêta-bloquants sont recommandés comme les antihypertenseurs de premier choix pour traiter la plupart des hypertendus qui ne présentent pas de complications ou d'autres conditions susceptibles d'influer sur l'institution d'une thérapie appropriée. Il est de pratique courante de recommander des doses faibles de diurétiques (par exemple 25 à 50 mg par jour d'hydrochlorothiazide). La raison en est que nous savons maintenant qu'il n'est pas nécessaire, pour abaisser la tension artérielle, d'utiliser les doses plus fortes que l'on prescrivait auparavant. Ces doses inutilement élevées furent la cause principale des effets nuisibles éprouvés par de nombreux patients chez qui le taux de potassium sanguin avait chuté en réaction à la dose excessive de ces médicaments diurétiques (voir chapitre 7 pour plus de détails).

On estime que les bêta-bloquants ou les diurétiques peuvent normaliser la tension artérielle chez environ les deux tiers des patients qui présentent une condition d'hypertension légère ou modérée. Toutefois, il arrive que la pression sanguine ne diminue pas suffisamment après un premier médicament. Alors, plutôt que d'ajouter un deuxième remède, votre médecin pourrait décider lui-même de faire l'essai d'un autre médicament; par exemple, si un bêta-bloquant n'a pas suffisamment réduit la tension artérielle, il pourrait être remplacé par un diurétique.

Si la pression sanguine n'est pas ramenée à la normale à l'aide d'un diurétique ou d'un bêta-bloquant seulement, il existe plusieurs autres possibilités, comme l'illustre la figure 1. Par exemple, les deux médicaments peuvent être combinés en faibles doses. Ou bien un autre agent tel qu'un inhibiteur de l'ECA, un antagoniste du calcium ou un remède agissant directement sur le système nerveux central (par ordre de préférence) pourrait être prescrit. Le but est de ramener la tension artérielle à la normale à l'aide d'un seul médicament. Ces agents peuvent aussi être utilisés lorsque l'association d'un bêta-bloquant et d'un diurétique n'a pas donné de résultats satisfaisants.

Dans le cas des patients plus gravement atteints d'hypertension ou de ceux dont la tension artérielle résiste quelque peu au traitement, il pourrait être nécessaire de faire appel à d'autres associations de médicaments. Parmi les combinaisons couramment prescrites, on compte celle d'un diurétique avec un inhibiteur de l'ECA, un agent agissant sur le système nerveux central ou un alpha-bloquant. Une autre possibilité serait de combiner un bêta-bloquant avec un antagoniste du calcium, un vasodilatateur ou un alpha-bloquant. Si l'action réunie de deux médicaments ne produit pas l'effet recherché, alors il est possible que deux ou trois autres agents soient nécessaires. Heureusement, cette situation se présente dans moins de 10 % des cas d'hypertension.

Lorsqu'aucun facteur de complications ne vient influencer le choix de la thérapie, le médecin peut appliquer l'approche générale exposée plus haut. Cependant, dans les cas d'hypertension difficiles à maîtriser, il est souvent nécessaire d'essayer plusieurs combinaisons différentes de remèdes. Le but est de trouver un ou plusieurs médicaments qui abaisseront la tension artérielle suffisamment, sans trop d'effets secondaires, à un coût raisonnable et avec une dose quotidienne minimale.

Si le médecin ne vous prescrit pas le médicament (ou la combinaison de médicaments) le plus indiqué dans votre cas dès la première fois, cela ne veut pas nécessairement dire qu'il vous traite mal. Pour des raisons généralement inconnues, certains patients réagissent mieux à un type de remède qu'à un autre. Il faut parfois plusieurs essais avant de pouvoir déterminer la médication qui convient le plus à un patient.

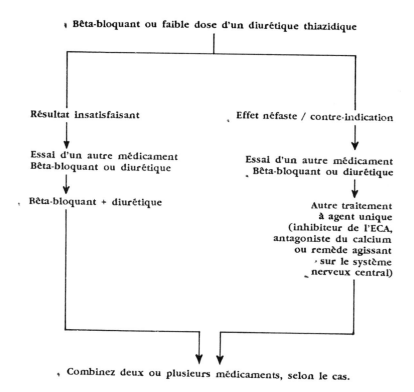

Figure 1 : **Approche généralement pratiquée dans la prescription de médicaments pour les cas d'hypertension sans complications.**

(Déjà publié dans *Canadian Medical Association Journal*, vol. 140, 15 mai 1989.)

LE TRAITEMENT DE L'HYPERTENSION EN PRÉSENCE D'AUTRES AFFECTIONS

Il arrivera parfois qu'un médecin favorise un médicament en particulier pour traiter l'hypertension d'un patient lorsque ce dernier présente une autre affection qui pourrait être améliorée par ce remède. En revanche, certains médicaments seront contre-indiqués lorsqu'un patient souffre d'une affection médicale sur laquelle cette thérapie aurait un effet nuisible. Pour en arriver à choisir le remède le plus approprié à un cas particulier d'hypertension, le médecin devra examiner le patient (tel que nous l'avons décrit dans le chapitre 2) et voir s'il ne présente pas de signes de maladie cardiaque, d'accident cérébrovasculaire, de diabète, de taux élevé de cholestérol, de maladie rénale, d'asthme ou de goutte.

Maladie cardiaque

Dans le cas des patients atteints d'hypertension *et* d'une maladie des artères coronariennes (c'est-à-dire qui ont subi une crise cardiaque ou souffrent d'angine), l'on prescrit souvent des bêta-bloquants ou des antagonistes du calcium. Ces remèdes présentent l'avantage de traiter à la fois l'hypertension et la maladie du cœur.

Les diurétiques et les inhibiteurs de l'ECA entrent souvent dans le traitement des patients atteints d'insuffisance cardiaque, condition qui généralement cause des dommages au muscle cardiaque et diminue l'efficacité du cœur à pomper le sang. Si le patient souffre également d'hypertension, un diurétique et/ou un inhibiteur de l'ECA pourraient être prescrits de façon à combattre les deux affections à la fois. Certains agents peuvent causer du tort lorsque l'insuffisance cardiaque est grave. Dans ces cas, les bêta-bloquants et les antagonistes du calcium sont à éviter.

Diabète

Une attention spéciale s'avérera parfois nécessaire dans le cas des patients atteints de diabète et d'hypertension. Si le diabétique ne reçoit pas d'insuline, les diurétiques sont généralement contre-indiqués, car sous leur action le taux du sucre sanguin augmente, rendant ainsi le traitement du diabète plus difficile. Cependant, si un patient reçoit de l'insuline, l'effet d'un diurétique sur le sucre sanguin a moins d'importance, car les variations de ce dernier peuvent être maîtrisées simplement en modifiant la dose d'insuline.

D'autres informations sur le traitement de l'hypertension chez les diabétiques sont données dans le chapitre 13.

Taux de cholestérol élevé (hypercholestérolémie)

Parmi les médicaments antihypertenseurs les meilleurs et les plus répandus, certains ont pour effet d'augmenter le taux de cholestérol et d'autres substances grasses (triglycérides) dans l'organisme. Par exemple, nous savons que de fortes doses d'un diurétique administrées pendant deux ou trois mois peuvent élever le taux de cholestérol sanguin d'environ 5 %; cependant, nous ne savons pas si cet effet se prolonge à long terme. Aussi, les faibles doses de diurétiques couramment recommandées ont un moindre effet sur le cholestérol et ne devraient pas causer d'augmentation de celui-ci chez les patients à qui elles sont prescrites. Certains bêta-bloquants entraînent également une légère augmentation des triglycérides (substances grasses dans le sang). Les autres médicaments comme les alpha-bloquants, les inhibiteurs de l'ECA, les antagonistes du calcium et les remèdes agissant sur le système nerveux central n'élèvent pas le taux du cholestérol ou des triglycérides.

Si le cholestérol est un sujet d'inquiétude pour vous, alors pourquoi le médecin vous prescrirait-il un bêta-bloquant ou un diurétique susceptibles de l'augmenter? La réponse est que nous devons tenir compte des «pour» et des «contre» pour chacun des médicaments. Les diurétiques et les bêta-bloquants abaissent réellement la tension artérielle; il a été prouvé qu'ils réduisent la fréquence de mortalité; ils ne coûtent pas cher et les effets indésirables qu'ils produisent sont bien connus, car ces agents sont utilisés depuis très longtemps. La plupart des nouveaux médicaments qui n'ont pas d'effet sur le cholestérol coûtent relativement cher et l'on n'a pas encore prouvé qu'ils réduisaient la fréquence des décès.

Voici le compromis proposé par la Société canadienne d'hypertension artérielle. Si le cholestérol ou les triglycérides posent un problème particulier (par exemple chez les patients qui en présentent des taux élevés), le médecin devra effectuer régulièrement des prélèvements de sang et analyser les taux de cholestérol et de triglycérides après avoir commencé un traitement susceptible d'augmenter ces taux. Toute indication dans ce sens devrait suggérer au médecin la prescription d'un autre médicament. Pour les hypertendus dont le taux de cholestérol est normal, le traitement courant de l'hypertension est approprié.

Asthme

Les bêta-bloquants ne doivent pas être prescrits aux patients qui ont déjà souffert d'asthme (respiration sifflante pas nécessairement associée à une infection des voies respiratoires). Ces médicaments tendent à rendre la respiration encore plus difficile.

Goutte

Les diurétiques ont pour effet d'augmenter le taux d'acide urique dans le sang. Il est possible que cette accumulation donne lieu à la goutte (inflammation grave et douloureuse des articulations), qui peut généralement être traitée avec succès à l'aide d'autres médicaments. Si le diurétique est incriminé, on préviendra d'autres accès de goutte en supprimant ce remède.

Circonstances particulières

Les femmes enceintes sont susceptibles de manifester de l'hypertension, mais cette situation peut souvent être enrayée par le repos au lit. Parfois, une thérapie pharmacologique est nécessaire. Dans ce cas, celle-ci devra être appliquée avec de grandes précautions, et seulement quelques composés pourront être recommandés : le méthyldopa, l'hydralazine et les bêta-bloquants. Dans certaines circonstances, d'autres remèdes seront prescrits si on ne leur connaît pas d'effets nocifs pour la mère ou le fœtus, et si on ne peut stabiliser la tension artérielle par un autre moyen. De plus amples détails sont donnés dans le chapitre 14.

Chez les gens âgés, les diurétiques sont généralement préférés aux bêta-bloquants, car ils semblent plus efficaces. La plupart de ces médicaments sont prescrits surtout en faibles doses lorsqu'ils sont destinés aux aînés, et leurs effets secondaires possibles font l'objet d'une surveillance particulière. D'autres renseignements à ce sujet sont donnés dans le chapitre 12.

On a noté que les Noirs répondaient particulièrement bien aux diurétiques; par conséquent, ces agents sont souvent prescrits en premier lieu chez ces patients. Sinon, la thérapie est la même que celle qui a été exposée plus haut.

EFFETS SECONDAIRES DES ANTIHYPERTENSEURS

Presque tous les médicaments utilisés dans le traitement de l'hypertension sont bien tolérés. Cependant, aucun remède n'est totalement inoffensif. La plupart des effets secondaires sont sans conséquences et facilement tolérés par les patients. Mais certains effets (nausées, maux de tête, toux, bouffées de chaleur, constipation) peuvent être pénibles; dans ce cas, le médecin prescrit généralement un autre médicament. S'il est extrêmement important qu'un agent en particulier soit utilisé, alors il faudra traiter les effets secondaires d'une façon particulière (par exemple : un laxatif contre la constipation). Avec certaines médications, il est nécessaire d'effectuer périodiquement des prélèvements sanguins et des électrocardiogrammes afin de surveiller les conséquences possibles d'effets nuisibles que le patient pourrait ne pas avoir remarqués.

Certaines personnes éprouvent des malaises avec presque tous les médicaments qui leur sont administrés. Souvent, la cause n'est pas le remède lui-même mais l'aversion de la personne à être traitée par médication. Cela crée un problème pour le patient et pour le médecin. Des moyens de faire face à cette situation sont expliqués dans le chapitre 15. Même dans ce cas problématique, il est important de se rappeler que les traitements antihypertensifs diminuent la fréquence des complications dues à l'hypertension et qu'ils ne seront efficaces que s'ils sont suivis régulièrement!

Si vous avez l'impression qu'un médicament vous est nuisible, dites-le à votre médecin. *Ne cessez pas* de le prendre sans avoir consulté votre médecin. Certains médicaments peuvent causer des problèmes s'ils sont supprimés soudainement. Seul votre médecin connaît la meilleure façon de modifier votre médication.

7

Les diurétiques

S. G. Carruthers, M.D. et C. R. Dean, M.D.

Les diurétiques augmentent la production d'urine et abaissent la tension artérielle en réduisant la quantité d'eau et de sel dans l'organisme et en provoquant une relaxation des vaisseaux sanguins. Au début du traitement de l'hypertension légère ou modérée, il est assez courant de prescrire une faible dose d'un diurétique de type thiazide. Ils sont recommandés comme thérapie initiale, avec les bêta-bloquants (présentés dans les chapitres 6 et 8), et ils offrent l'avantage d'être administrés une fois par jour. Les diurétiques sont également indiqués dans le traitement de l'insuffisance cardiaque.

COMMENT LES DIURÉTIQUES AGISSENT

Un diurétique augmente la quantité de sel et d'eau extraite de l'organisme par les reins. Le sel dont il s'agit ici est du chlorure de sodium — exactement comme le sel de table. Vous remarquerez qu'après les premières doses d'un diurétique, vous urinerez plus que d'habitude. Ce surplus d'élimination peut résulter en une perte de poids de l'ordre d'un demi à deux kilogrammes. Pour se protéger, l'organisme réagit très

121

rapidement contre la perte d'une trop grande quantité d'eau et de sel, effet qui pourrait être nuisible. Après quelques jours, un nouvel équilibre électrolytique s'établira : votre organisme contiendra un peu moins d'eau et de sel, et le diurétique continuera d'agir, mais vous ne ressentirez plus cette envie plus fréquente d'uriner.

Sous l'effet du diurétique, votre tension artérielle diminuera graduellement, car le volume de liquide en circulation dans votre organisme aura été réduit, d'où une diminution de la quantité de sang apportée au cœur à chaque battement. Les diurétiques provoquent aussi une réduction de la quantité de sel renfermée dans les parois des vaisseaux sanguins, lesquels réagissent en se dilatant. La circulation du sang étant facilitée, le cœur ne travaille pas aussi fort, et il s'ensuit un abaissement de la tension artérielle.

Les diurétiques sont particulièrement efficaces chez les patients âgés. Cependant, chez les jeunes, l'organisme tend à compenser l'effet des diurétiques de sorte que leur tension artérielle peut demeurer la même ou augmenter légèrement. Par conséquent, ces médicaments sont plus indiqués pour les aînés et sont moins souvent prescrits aux sujets plus jeunes, chez qui ils sont moins efficaces.

TYPES DE DIURÉTIQUES

Il existe quatre groupes principaux de diurétiques : les thiazides ou diurétiques de type thiazidique; les diurétiques antikaliurétiques; les diurétiques en association; et les diurétiques de l'anse. Le tableau 1 donne plus de détails sur chaque groupe et des exemples de chacun. Seuls les diurétiques d'usage courant ont été mentionnés. Tous les médicaments sont énumérés sous leur nom de marque et sous leur nom chimique (générique). Si vous avez des doutes quant à la nature du remède qui vous est prescrit, demandez-en le nom chimique à votre médecin ou à votre pharmacien, car il existe des médicaments semblables qui sont fabriqués par des entreprises différentes et commercialisés sous des noms différents. Les agents les plus récents n'ont généralement qu'un nom de marque et qu'un nom chimique. Ceux qui sont offerts depuis plusieurs années ont parfois deux noms de marque ou plus. Cela est dû au fait qu'ils sont fabriqués par des entreprises différentes. Cependant, ils n'ont toujours qu'un seul nom chimique.

Tableau 1 : Diurétiques couramment prescrits

Classe	Nom chimique	Nom de marque	Dose quotidienne normale (en mg)
Médicaments apparentés aux thiazides	chlorthalidone	Hygroton Uridon	12,5 à 25 12,5 à 25
	hydrochlorothiazide	Hydro-diuril Esidrex	25 à 50 25 à 50
	indapamide	Lozide	2,5
Antikaliurétique (conservateur de potassium)	amiloride	Midamor	*
	spironolactone	Aldactone	25 à 100
	triamtérène	Dyrenium	*
En association	hydrochlorothiazide		
	+ amiloride	Moduret	1 à 2 comprimés
	+ spironolactone	Aldactazide	1 à 2 comprimés
	+ triamtérène	Dyazide	1 à 2 comprimés
Diurétiques de l'anse	furosémide	Lasix	20 à 80

* Ces médicaments sont rarement administrés seuls.

Diurétiques thiazidiques

La thiazide ou les diurétiques thiazidiques sont souvent appelés thiazides, tout simplement. Leur effet est généralement léger, se développe graduellement et dure relativement longtemps. Au début du traitement, vous ne verrez peut-être pas de différence dans la quantité d'urine produite; malgré cela, la plupart des gens préfèrent les prendre le matin pour éviter d'avoir à se lever au milieu de la nuit pour uriner. Les diurétiques thiazidiques sont ceux qui sont le plus souvent prescrits dans le traitement de l'hypertension légère ou modérée. Les thiazides sont aussi couramment utilisés dans les cas plus graves d'hypertension. On les administre alors en association avec un (ou plusieurs) des autres médicaments décrits dans ce livre, comme les bêta-bloquants ou les inhibiteurs de l'ECA.

Les antikaliurétiques (conservateurs de potassium)

Le potassium est un minéral qui joue un rôle important dans l'activité de tous les tissus de l'organisme. Les diurétiques thiazidiques et de l'anse abaissent parfois le taux de potassium, effet qui peut causer de la faiblesse ou de la fatigue musculaire et entraîner des troubles cardiaques. Les antikaliurétiques agissent sur les reins d'une façon différente des thiazides ou des diurétiques de l'anse, de sorte que la perte en potassium est faible. Parfois, ces médicaments mènent effectivement à une augmentation du potassium du sang et des tissus. Comme ils sont peu efficaces pour abaisser la tension artérielle, ils ne sont pas souvent prescrits seuls. Sauf la spironolactone, laquelle est indiquée dans le traitement de certaines formes d'hypertension associées à une perte excessive de potassium ou à une rétention anormale de sel dans l'organisme. Chez les patients qui présentent une dysfonction rénale et chez ceux qui prennent d'autres médicaments qui retiennent le potassium dans l'organisme, le niveau de potassium risque de trop augmenter avec ces médicaments. Dans ce cas, le médecin pourrait mesurer votre niveau de potassium sanguin à l'aide d'un simple prélèvement.

Les diurétiques en association

Ces médicaments contiennent un thiazide associé à l'un des agents conservateurs de potassium. En général, ils gardent le potassium sérique à un niveau normal. Cependant, ils coûtent un peu plus cher et, habituellement, abaissent la tension artérielle seulement un peu plus que les thiazides administrés seuls.

Les diurétiques de l'anse

Contrairement aux thiazides, les diurétiques de l'anse agissent très rapidement. Sous leur action, une grande quantité de liquide est éliminée en peu de temps. La plupart des patients auxquels ces diurétiques sont prescrits doivent aller uriner plusieurs fois peu après les avoir absorbés. Par conséquent, il ne serait pas sage de prendre un comprimé juste avant de sortir en voiture ou d'aller au supermarché! La plupart des gens préfèrent prendre ce type de diurétique le matin, peu de temps après le lever, de sorte que l'effet est passé au moment où ils doivent sortir. Si vous avez un rendez-vous dans la matinée, vous feriez mieux d'attendre d'être de retour à la maison pour prendre votre médication.

Lorsque ce type de diurétique cesse d'agir, dans les heures qui suivent, l'organisme compense pour les pertes de sel et d'eau en retenant le liquide, réduisant ainsi de beaucoup la production d'urine pendant un certain temps. À cause de leur effet marqué sur la production d'urine et de la courte durée de cet effet, les diurétiques de l'anse sont généralement prescrits seulement dans les cas d'hypertension qui présentent d'autres complications. Cependant, on les administre souvent aux patients atteints d'insuffisance cardiaque. On les recommande également aux patients dont la fonction rénale est amoindrie. Parfois, ils sont combinés à d'autres agents dans le traitement de cas d'hypertension graves.

EFFETS SECONDAIRES DES DIURÉTIQUES

La plupart des gens qui prennent des diurétiques ne ressentent pas d'effets secondaires. Cependant, les diurétiques apparentés aux thiazides peuvent donner lieu à des réactions chimiques susceptibles de causer des problèmes systémiques. Voici quelques-unes de ces complications.

Hausse du taux de sucre sanguin

Les diurétiques entraînent une légère augmentation du niveau de sucre sanguin chez la plupart des gens. En général, cela ne pose pas de problèmes; mais chez les personnes qui montrent une prédisposition au diabète, cette augmentation peut être suffisante pour faire apparaître les symptômes de cette maladie. Si, après avoir pris des diurétiques pendant quelques semaines, vous ressentez plus souvent l'envie de boire ou d'uriner, vous devriez en discuter avec votre médecin. Les patients dont le diabète est stabilisé à l'aide d'un régime seulement, ou d'un régime et de comprimés, pourraient voir leur condition de diabétique aggravée par l'ingestion de diurétiques. On doit donc, dans la mesure où cela est possible, éviter de prescrire des diurétiques à ces personnes.

Baisse du taux de potassium sanguin (hypokaliémie)

Les diurétiques entraînent une diminution du sel et de l'eau mais également celle d'autres éléments chimiques de l'organisme *(électrolytes)* tels que le potassium. Si votre potassium sérique diminue de façon excessive, vos muscles travailleront moins bien et vous vous sentirez fatigué. Chez les patients atteints de troubles cardiaques, surtout chez ceux qui prennent de la digoxine (remède pour le cœur), le muscle coronarien est très sensible à une chute du potassium sanguin et peut manifester de l'arythmie (battements irréguliers).

Parmi les gens atteints d'hypokaliémie, mais qui par ailleurs sont en santé, très peu éprouvent les effets secondaires d'un déficit potassique. Et si cela devait se produire, il serait facile d'y remédier. Par exemple, en administrant un supplément de potassium par voie orale ou en prescrivant un diurétique antikaliurétique. Une faible baisse de potassium n'est pas grave, sauf chez les patients qui souffrent d'une affection cardiaque et qui sont traités à la digoxine. Si votre niveau de potassium chute de beaucoup alors que vous prenez de faibles doses de thiazide, votre médecin devra vérifier votre fonction rénale. Il pourra vérifier la quantité de sang apportée aux reins ainsi que l'activité des glandes surrénales, lesquelles contrôlent la quantité de sel et d'eau dans l'organisme (consultez les chapitres 1 et 2).

Augmentation du taux d'acide urique dans le sang

L'acide urique est une substance chimique produite par l'organisme et excrétée dans l'urine. Nous avons vu qu'une quantité excessive d'acide urique dans le sang donne lieu à la goutte, maladie par laquelle des dépôts d'urates se forment autour des articulations, rendant celles-ci enflammées et douloureuses. Bien que cette affection se manifeste plus typiquement par l'inflammation du gros orteil, qui devient rouge, gonflé et douloureux, elle peut atteindre d'autres articulations. Il arrive que les diurétiques causent une augmentation de l'acide urique et déclenchent une attaque de goutte chez les gens qui ont une prédisposition à cette maladie. Fort heureusement, la plupart des gens ne présentent pas cette particularité. Il est probable que si votre niveau d'acide urique augmente un peu, votre médecin ne le traitera pas car, dans ce cas, il ne peut y avoir de conséquences graves. Mais si vous subissez une attaque de goutte aiguë, vous devrez peut-être cesser de prendre des diurétiques. D'autres médicaments, comme l'allopurinol, sont parfois prescrits pour abaisser le taux d'acide urique produit dans l'organisme.

Augmentation du taux de cholestérol sanguin

Le cholestérol est une substance grasse que l'on trouve dans le sang. Il sert à fabriquer certaines hormones très importantes ainsi que les membranes qui entourent les cellules du corps humain. Si le taux de cholestérol sanguin devient trop élevé, le risque d'une attaque cardiaque augmente. Malheureusement, les diurétiques peuvent entraîner une hausse du taux de cholestérol. On recommande donc de vérifier ce dernier avant de commencer à administrer des diurétiques, et de répéter cette vérification plusieurs mois après le début de cette thérapie. Si votre médecin découvre que votre cholestérol sanguin est trop élevé, il vous demandera peut-être de modifier votre alimentation ou il prescrira un autre médicament pour traiter votre hypertension.

Autres problèmes

À part ces effets d'ordre chimique, certaines personnes pourraient se sentir étourdies lorsqu'elles sont debout. Les hommes se plaignent parfois d'impuissance, ou d'un affaiblissement de leur fonction sexuelle, après avoir pris des diurétiques pendant un certain temps. Occasionnellement, les diurétiques entraînent une perte excessive de liquide, ou la déshydratation. Cela peut se produire lorsque les doses de diurétiques prescrites sont trop fortes, ou encore chez les gens qui ne boivent pas suffisamment d'eau ou qui transpirent beaucoup par journées très chaudes. La déshydratation peut survenir également à la suite d'une importante diarrhée. Si vous croyez souffrir de déshydratation ou de l'un ou l'autre de ces effets secondaires, vous devriez consulter votre médecin.

PRÉVENTION DES EFFETS SECONDAIRES

Que pouvons-nous faire contre les effets secondaires? La mesure de prévention la plus importante est de prendre les médicaments en faibles doses. Au cours des dernières années, nous avons appris que les doses faibles de thiazides sont aussi efficaces à abaisser la tension artérielle que les fortes doses. Puis, lorsqu'ils sont administrés par petites quantités, les médicaments produisent moins d'effets secondaires. Par exemple, les médecins prescrivent maintenant aussi peu que 12,5 mg par jour de chlorthalidone ou d'hydrochlorothiazide, alors qu'il y a plusieurs années la posologie recommandée était de 100 mg par jour. À doses aussi faibles, les effets secondaires sont presque nuls. Si, malgré tout, des effets secondaires sont ressentis, la meilleure approche est de supprimer le diurétique prescrit et d'essayer un autre médicament antihypertenseur.

Toutefois, certains patients doivent prendre un diurétique. Par exemple, lorsqu'une personne présente à la fois une condition d'hypertension et une affection cardiaque, il peut être nécessaire de soulager le cœur en diminuant la quantité de liquide de l'organisme. Dans ce cas, il faut accepter les effets secondaires, puis les traiter.

Chez les patients atteints d'une maladie cardiaque, la diminution du potassium sérique est un effet secondaire indésirable. Un moyen d'y remédier est de manger des aliments riches en potassium (la plupart des fruits et légumes

frais, surtout les bananes, les oranges et les pommes de terre)
ou de prendre des comprimés de potassium. Cependant, les
comprimés de potassium coûtent cher et n'empêchent pas
toujours le taux de potassium sérique de diminuer. Une
bonne dose de ces suppléments peut s'avérer nécessaire pour
remonter le potassium à un niveau normal. Une façon plus
simple et meilleure est de combiner le diurétique régulier
avec un diurétique conservateur de potassium (voir diurétiques
en association dans le tableau 1). La plupart des gens dont le
seul problème est l'hypertension et qui prennent un diurétique en faibles doses n'ont pas besoin de diurétiques en
association ou de comprimés de potassium en supplément. Si
vous vous inquiétez au sujet de votre niveau de potassium, il
vaut mieux manger plus de fruits et de légumes que d'avoir
recours aux médicaments. Pour plus de détails, reportez-vous
au chapitre 4.

Un autre bon moyen d'éviter une déficience en potassium
est de restreindre le sel dans votre alimentation. Cette mesure
favorise l'effet antihypertensif du diurétique.

Bien que les diurétiques thiazidiques réduisent le risque
de manifestation des transformations chimiques décrites
précédemment, le médecin devra quand même effectuer des
prélèvements sanguins de temps en temps afin de s'assurer
qu'aucun changement important n'est survenu depuis le
début du traitement. C'est là un des inconvénients des diurétiques et la raison pour laquelle les médecins et les patients
n'aiment pas les utiliser. Certes, les tests de laboratoire supplémentaires ajoutent au coût des diurétiques, mais ceux-ci
demeurent des médicaments peu coûteux, sauf dans les cas
où de nombreux tests de laboratoire sont nécessaires.

8

· Les médicaments et le système · nerveux sympathique

Jack Onrot, M.D., Tom Wilson, M.D. et Merne Dubois, Inf.

Dans ce chapitre, nous traiterons des médicaments qui agissent sur le système nerveux sympathique, soit les alpha-bloquants, les bêta-bloquants, les antihypertenseurs à action centrale (clonidine et méthyldopa), et les médicaments plus anciens tels que la réserpine et la guanéthidine.

Comme nous l'avons observé dans le premier chapitre, le système nerveux autonome – dont les deux composantes sont le système nerveux sympathique et le système nerveux parasympathique – joue un rôle d'importance dans le contrôle de la pression sanguine; c'est le système nerveux sympathique qui, une fois activé, élève la pression du sang. C'est d'ailleurs à lui que l'on attribue la réaction de fuite ou de lutte que l'on observe chez la personne qui se sent menacée. Or, certains médicaments peuvent faire baisser la pression sanguine en restreignant l'activité de ce système.

Le système nerveux sympathique est contrôlé par le tronc cérébral, la partie inférieure du cerveau située juste au-dessus de la moelle épinière. C'est de là que partent les impulsions nerveuses vers la moelle épinière, où elles stimulent les fibres

nerveuses reliées au cœur, aux vaisseaux sanguins et à
d'autres tissus importants, tel qu'il est illustré dans la figure 1.

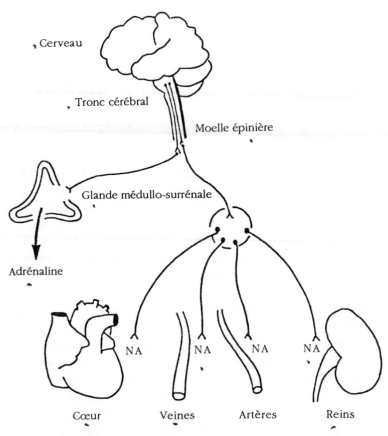

Figure 1 : Le système nerveux autonome.

(Les impulsions nerveuses cheminent du tronc cérébral le long de la moelle
épinière et vers les nerfs reliés au cœur, aux vaisseaux sanguins et à d'autres
tissus.)

* NA - noradrénaline

Lorsqu'un nerf du système sympathique est stimulé, un agent chimique, la noradrénaline, est sécrété de la terminaison nerveuse. La noradrénaline se fixe à ses récepteurs situés dans les tissus cibles, comme le cœur et les vaisseaux sanguins. Deux types de récepteurs captent la noradrénaline : les récepteurs alpha et bêta. Lorsque les récepteurs bêta du cœur, les bêta 1, sont stimulés par la noradrénaline, le cœur est poussé à battre plus rapidement et avec plus de puissance, provoquant ainsi une montée de la pression sanguine.

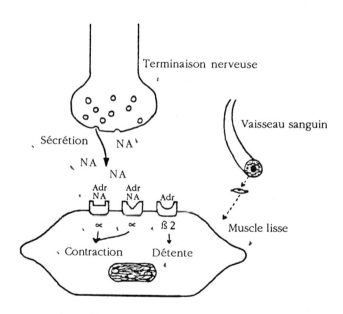

Figure 2 : Terminaison nerveuse sympathique atteignant un vaisseau sanguin.

(Lorsqu'une impulsion nerveuse atteint cette terminaison, la noradrénaline (NA) est sécrétée. Elle se lie aux récepteurs et provoque une contraction du vaisseau. L'adrénaline (Adr), qui circule dans le sang, stimule à son tour les récepteurs bêta 2 (B_2) qui détendent le vaisseau sanguin.)

La stimulation des récepteurs alpha des vaisseaux sanguins provoque de son côté la constriction de ces vaisseaux, entraînant aussi une hypertension. Les récepteurs bêta 2, eux, forcent les vaisseaux à se détendre. D'autre part, l'hormone sécrétée par la glande médullo-surrénale, l'adrénaline, circule dans le sang et stimule aussi ces récepteurs (voir la figure 2). Le blocage de l'activité des récepteurs alpha 1 et bêta 1 est l'un des moyens dont dispose la médecine pour restreindre l'activité du système nerveux sympathique et pour faire baisser la pression sanguine.

LES BÊTA-BLOQUANTS

Les bêta-bloquants limitent l'action de la noradrénaline et de l'adrénaline aux récepteurs bêta situés dans des tissus particuliers de l'organisme. Il réduisent la puissance des contractions du cœur et contrôlent la fréquence cardiaque en inhibant la stimulation des récepteurs bêta, réduisant ainsi l'hypertension. D'autre part, les récepteurs bêta exercent une influence sur la sécrétion de la rénine par le rein (voir les chapitres 1 et 9), à laquelle on attribue aussi l'augmentation de la pression sanguine, phénomène qu'entravent les bêta-bloquants.

On remarque que les bêta-bloquants sont nettement plus efficaces chez les patients plus jeunes; ils se montrent par contre moins efficaces chez les plus de 65 ans et chez les personnes de race noire. Les bêta-bloquants s'avèrent surtout utiles aux personnes chez qui l'on soupçonne une hyperactivité du système nerveux sympathique, comme les patients très anxieux et ceux dont la fréquence cardiaque est relativement élevée. De plus, les bêta-bloquants peuvent participer au traitement d'une variété d'autres affections. Ainsi, s'il arrive qu'un problème de santé pouvant être traité avec des bêta-bloquants soit accompagné d'hypertension, on pourra traiter les deux problèmes à l'aide d'un seul médicament. Cependant, comme les bêta-bloquants peuvent aggraver certaines maladies, leur usage sera quelquefois contre-indiqué.

Le tableau 1 dresse une brève liste de cas que les bêta-bloquants peuvent améliorer, et de problèmes dans lesquels ils seront contre-indiqués. Notez qu'il ne s'agit que de généralités, et que le spécialiste tiendra compte de plusieurs autres facteurs dans le choix ou le rejet des bêta-bloquants. Dans la colonne correspondant aux contre-indications, on trouvera une liste assez complète des effets secondaires imputables aux bêta-bloquants.

Tableau 1 : Facteurs influant sur le choix d'un bêta-bloquant

Les bêta-bloquants sont indiqués dans les cas suivants :	Les bêta-bloquants sont contre-indiqués dans les cas suivants :
Crise cardiaque antérieure	Asthme/emphysème
Angine	Maladie de Raynaud
Rythme cardiaque rapide	Obstruction des artères périphériques (claudication)
Migraines	Diabète
Tremblements	Rythme cardiaque lent
Anxiété	Insuffisance cardiaque
Hyperactivité thyroïdienne	Dépression
Glaucome	Impuissance
Anévrisme de l'aorte	Taux de cholestérol/de triglycérides élevé
	Fatigue chronique
	Perturbations du sommeil
	Intolérance à l'exercice

Les récepteurs bêta du cœur sont légèrement différents de ceux qui se trouvent ailleurs dans l'organisme. Ainsi, l'aténolol, le métoprolol et l'acébutolol sont appelés bêta-bloquants *sélectifs* parce qu'ils bloquent les récepteurs bêta 1 du cœur plus que les récepteurs bêta 2 localisés dans d'autres tissus. Il peut être souhaitable, en effet, de ne pas bloquer les récepteurs bêta 2 non cardiaques, qui ouvrent les bronches et les vaisseaux pulmonaires. Si l'on restreint cette action des bêta 2 à l'aide d'un bêta-bloquant, on peut provoquer la crise d'asthme ou des difficultés circulatoires aux extrémités : les bêta-bloquants ne devraient donc jamais être administrés aux personnes atteintes d'asthme.

Les bêta-bloquants peuvent, par ailleurs, comporter des effets secondaires. Ils aggraveront parfois l'asthme ou réduiront la circulation sanguine, et on leur attribuera quelquefois la fatigue et l'intolérance à l'activité physique. Moins souvent, ils aggraveront l'insuffisance cardiaque. Ils peuvent aussi déclencher ou aggraver la dépression, en plus de nuire au sommeil et aux fonctions sexuelles. Heureusement, ces difficultés sont rares, et elles disparaissent avec l'interruption du traitement.

Certains bêta-bloquants exercent une fonction légèrement stimulante sur les récepteurs bêta, comme l'acébutolol, le pindolol et l'oxprénolol, qui sont utilisés dans le traitement de patients dont la fréquence cardiaque est faible. On peut les préférer aux autres bêta-bloquants pour soigner les patients dont le taux de cholestérol est élevé, puisque ce groupe de médicaments n'augmente pas la cholestérolémie.

Certains bêta-bloquants se dissolvent mieux dans l'eau que dans les lipides (on dit alors qu'ils sont hydrosolubles) alors que d'autres sont mieux assimilés par les lipides. Comme la barrière séparant la circulation sanguine du corps de celle du cerveau est composée de lipides, ce sont les bêta-bloquants solubles dans les lipides qui pénètrent le cerveau le plus rapidement. Or, certains effets secondaires des bêta-bloquants résultent de leur entrée au cerveau. C'est ce qui explique les cauchemars, la dépression, la fatigue et l'impuissance. Ces problèmes se présentent toutefois moins fréquemment avec l'usage des bêta-bloquants hydrosolubles comme le nadolol, l'aténolol et l'acébutolol.

Par ailleurs, un bêta-bloquant unique, le labétalol, exerce une légère inhibition des récepteurs alpha, qui contribue à abaisser davantage la pression sanguine (voir la section suivante sur les alpha-bloquants).

Le tableau 2 dresse la liste des bêta-bloquants, de leurs effets et de leur posologie habituelle.

Tableau 2 : Caractéristiques des bêta-bloquants

Nom chimique	Nom de marque	Dose quotidienne normale (en mg)	Sélectif bêta 1	Hydro-soluble	ASI*
Acébutolol	Monitan Sectral	200 à 800	+	+	+
Aténolol	Ténormin	25 à 100	+	+	-
Labétalol	Trandate	200 à 800	-	-	-
Métoprolol	Betaloc Lopresor	25 à 200	+	-	-
Nadolol	Corgard	20 à 80	-	+	-
Oxprénolol	Trasicor	60 à 320	-	-	+
Pindolol	Visken	5 à 30	-	-	+
Propranolol	Indéral	40 à 320	-	-	-
Timolol	Blocadren	5 à 40	-	-	-

* Activité sympathomimétique intrinsèque (léger effet stimulant).
+ Le médicament présente cette caractéristique.
- Le médicament ne présente pas cette caractéristique.

LES ALPHA-BLOQUANTS

Les deux alpha-bloquants prazosine et térazosine bloquent l'activité de la noradrénaline et de l'adrénaline aux récepteurs alpha des vaisseaux sanguins. Parce que ces deux agents chimiques ont pour effet de restreindre le passage du sang en contractant les vaisseaux, les produits inhibiteurs alpha rouvriront les vaisseaux et feront baisser la pression sanguine.

Les alpha-bloquants peuvent être prescrits seuls pour le traitement de l'hypertension, mais on les utilise habituellement conjointement avec d'autres médicaments. Souvent, ils se révéleront efficaces au début du traitement, puis perdront

. de leur efficacité à l'usage prolongé. L'usage simultané d'autres
médicaments, tels les diurétiques, saura prévenir cette baisse
graduelle d'efficacité.

Les alpha-bloquants présentent un avantage marqué sur tous les autres agents antihypertenseurs puisqu'ils abaissent le taux de cholestérol du sang. Même si cet effet est plutôt faible, il sera néanmoins le bienvenu dans le programme thérapeutique des personnes dont la choléstérolémie est élevée. Si la plupart des médicaments n'exercent aucune influence sur le taux de cholestérol sanguin, certaines classes peuvent l'accroître, comme les diurétiques et les antihypertenseurs bêta-bloquants non sélectifs.

Une faible proportion des patients auxquels on administre pour la première fois un alpha-bloquant (ou lorsqu'on en augmente la dose habituelle) pourront connaître une chute radicale momentanée de la pression sanguine, et même l'évanouissement : c'est ce que l'on appelle l'«*effet de la dose d'attaque* ». Même si cet effet est rare, on peut tenter de le contrecarrer en administrant une très faible dose initiale du médicament (0,5 mg) au coucher, lorsque le patient n'est pas susceptible de se lever dans les deux ou trois heures suivantes. Il est important de souligner que cet effet de dose d'attaque ne se produit qu'à la toute première ingestion, ou quand le dosage habituel d'un patient est augmenté. D'autres effets secondaires peuvent se manifester, comme la fatigue, une sensation de «tête légère», la céphalée ou des maux d'estomac.

LES BLOQUANTS SYMPATHIQUES CENTRAUX

Les antihypertenseurs à action centrale, comme le méthyldopa ou la clonidine, réduisent l'influx de messages nerveux partant du cerveau et allant vers les nerfs du système sympathique. C'est ainsi qu'ils abaissent la pression sanguine.

Ces médicaments sont jugés utiles surtout parce qu'ils n'ont pas d'influence sur les lipides ou les électrolytes (le potassium, par exemple) dans le sang, mais, puisqu'ils agissent sur le cerveau, ils pourront toutefois provoquer des symptômes de fatigue, de sédation ou de confusion; ils peuvent aussi causer l'impuissance chez l'homme, une réduction de la libido chez la femme, un assèchement de la bouche et une congestion nasale. Puisque le système sympathique autonome permet le maintien de la pression sanguine en station debout, l'usage des antihypertenseurs à action centrale pourra quelquefois abaisser la pression sanguine au lever, ce qui provoquera une sensation de «tête légère», ou même l'évanouissement. Le méthyldopa est un agent à effet lent et prolongé; la clonidine, en revanche, produit rapidement son effet, lequel disparaît aussi rapidement. C'est pourquoi le retrait de la clonidine doit être effectué graduellement : la réaction de sevrage comporte des battements de cœur rapides, de l'anxiété et une hausse de la pression sanguine.

LES MÉDICAMENTS QUI AGISSENT SUR LES TERMINAISONS NERVEUSES SYMPATHIQUES

La guanéthidine et la réserpine agissent sur les terminaisons nerveuses du système sympathique. La guanéthidine empêche la sécrétion de noradrénaline par les nerfs sympathiques. S'ils sont semblables à ceux des hypotenseurs à action centrale, les effets secondaires que l'on reproche à la guanéthidine sont cependant plus fréquents, et c'est pourquoi cette dernière n'est que très rarement prescrite.

La réserpine, qui a pour effet d'éliminer la noradrénaline des nerfs, est l'un des plus anciens antihypertenseurs connus. Elle n'est plus guère prescrite aujourd'hui parce qu'elle cause de la dépression, qui peut toutefois être évitée avec l'administration de doses faibles. Les autres effets secondaires de la réserpine sont semblables à ceux des antihypertenseurs à action centrale. Le recours à la réserpine peut être préconisé pour certains patients, car elle ne perturbe pas les taux de lipides et d'électrolytes et peut être administrée une seule fois par jour. De plus, elle est abordable et efficace en doses relativement faibles.

Le tableau 3 dresse la liste des médicaments (autres que les bêta-bloquants) qui agissent sur le système nerveux sympathique.

Tableau 3 : Autres agents actifs au niveau du système nerveux sympathique

Nom chimique	Nom de marque	Dose quotidienne normale (en mg)	Type
Clonidine	Catapres	0,1 à 1,2	agent à action centrale
Méthyldopa	Aldomet	250 à 2 000	agent à action centrale
Prazosine	Minipress	1,0 à 20	alpha-bloquant
Réserpine	Serpasil	0,05 à 0,5	éliminateur de noradrénaline
Térazosine	Hytrin	1,0 à 20	alpha-bloquant

CONCLUSION

Tous les médicaments dont nous avons parlé dans ce chapitre possèdent la caractéristique de restreindre, d'une façon ou d'une autre, l'activité du système nerveux sympathique. Les agents qui agissent hors du cerveau (les alpha-bloquants et les bêta-bloquants) provoquent moins d'effets secondaires défavorables que les antihypertenseurs à action centrale, gagnant ainsi la faveur des médecins et de leurs patients. Cependant, les antihypertenseurs à action centrale réduisent la pression sanguine efficacement et sont généralement bien tolérés par la plupart des patients.

9

Les inhibiteurs de l'enzyme de conversion de l'angiotensine

Louise F. Roy, M.D. et Frans H.H. Leenen, M.D., Ph.D.

La catégorie des médicaments *inhibiteurs de l'enzyme de conversion de l'angiotensine* (ECA) regroupe plusieurs agents qui réduisent la pression sanguine par un même mécanisme (en anglais, ces inhibiteurs sont appelés *ACE inhibitors*). Ceux qu'on peut se procurer au Canada sont le captopril, dont le nom de marque est Capoten, et l'énalapril, ou Vasotec.

COMMENT FONCTIONNENT LES INHIBITEURS DE L'ECA

Comme nous l'avons vu dans les chapitres 1 et 2, le système rénine-angiotensine aide à la régulation de la pression sanguine normale. Dans certains cas d'hypertension, on observera une hyperactivité de ce système qui entraînera une hausse significative de la pression du sang. La figure 1 montre le fonctionnement du système rénine-angiotensine.

Le premier élément de ce système est la rénine, une hormone fabriquée par les reins. La rénine est une enzyme qui

141

transforme une protéine (l'angiotensinogène) en une molécule plus petite, appelée angiotensine I. L'angiotensine I est transformée en angiotensine II par une autre enzyme, soit l'enzyme de conversion de l'angiotensine I en angiotensine II (ECA). Or l'angiotensine II est une hormone très puissante qui provoque la constriction des vaisseaux sanguins. Elle renforce la résistance des vaisseaux au flux sanguin, faisant par le fait même augmenter la pression sanguine.

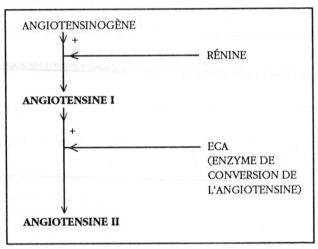

Figure 1 : Le système rénine-angiotensine.

Les inhibiteurs de l'ECA limitent la conversion de l'angiotensine I en angiotensine II, ce qui a pour effet de diminuer la production de l'angiotensine II. La figure 2 montre les effets de ces inhibiteurs sur le système : la quantité d'angiotensine II dans le sang diminue, et on assiste à la fois à une baisse de la résistance des vaisseaux et à une baisse de la pression sanguine. Les inhibiteurs de l'ECA ne peuvent, bien sûr, modifier la fonction du myocarde et la fréquence cardiaque proprement dites, mais, en diminuant la résistance des vaisseaux ainsi que la pression du sang, ils empêchent le cœur de se surmener. Cela améliore grandement l'état des patients atteints d'insuffisance cardiaque.

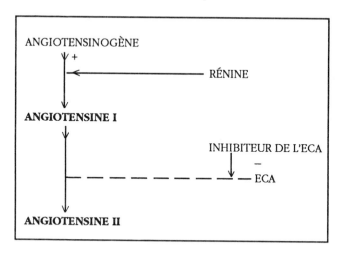

Figure 2 : Le système rénine-angiotensine sous l'effet des inhibiteurs de l'ECA.

En ce moment, on peut se procurer au Canada deux inhibiteurs de l'ECA, dont le tableau 1 présente quelques caractéristiques. De plus, un autre inhibiteur, le lisinopril, est en voie d'être accepté.

Tableau 1 : Les inhibiteurs de l'ECA

Nom chimique	Captopril	Énalapril
Nom de marque	Capoten	Vasotec
Dose d'attaque	6,25 à 25 mg	2,5 à 5 mg
Dose quotidienne moyenne	25 à 100 mg	5 à 20 mg
Posologie	2 à 4 fois par jour	1 à 2 fois par jour

UTILISATION DES INHIBITEURS DE L'ECA

Les inhibiteurs de l'ECA peuvent être administrés seuls ou en association avec d'autres antihypertenseurs. Les inhibiteurs ne donnent pas le même rendement chez tous les patients : chez les personnes de race noire, par exemple, ils se révèlent moins efficaces. D'autre part, chez les patients qui prennent des diurétiques ou qui suivent un régime à faible teneur en sodium, les inhibiteurs se montrent particulièrement aptes à abaisser la pression sanguine, car le système rénine-angiotensine de ces personnes est plus actif.

On observe chez les patients souffrant d'une insuffisance cardiaque, qu'elle soit ou non accompagnée d'hypertension, une activité accrue du système rénine-angiotensine; les inhibiteurs peuvent atténuer les malaises et améliorer la qualité de vie de ces patients. Si l'inhibiteur se révèle généralement bienfaisant pour ces derniers, il sera quelquefois responsable d'une chute importante de la pression sanguine, et c'est pourquoi l'on préconise l'administration de faibles doses initiales.

Les diabétiques, pour leur part, sont parfois sujets aux maladies du rein. Or les inhibiteurs semblent plus efficaces que les autres médicaments antihypertenseurs dans la réduction des affections du rein. Cependant, ils sont contre-indiqués dans certains autres cas de maladie du rein (voir plus loin).

L'hypertension est souvent le résultat du rétrécissement de l'artère qui alimente l'un des reins. Dans ce cas, l'inhibiteur entraînera une baisse de la pression sanguine, surtout s'il est administré conjointement avec un diurétique (voir chapitre 7).

QUAND DOIT-ON ÉVITER LES INHIBITEURS DE L'ECA

Le système rénine-angiotensine joue un rôle important dans la fonction rénale; ainsi, parce qu'ils restreignent l'activité de ce système, les inhibiteurs risquent de nuire à la fonction rénale. Pour cette raison, lorsqu'il y a rétrécissement des artères menant aux *deux* reins, les inhibiteurs ne doivent pas être utilisés. Heureusement, même si des inhibiteurs ont été administrés à une personne dans cette situation, sa fonction rénale reviendra à son état antérieur, lorsque le traitement sera interrompu.

Il risque d'y avoir une rétention de potassium chez les patients dont les reins n'en excrètent plus suffisamment. Ceci arrive plus souvent lorsque la fonction rénale est faible. Les inhibiteurs peuvent aggraver cette situation et ne devraient donc pas être administrés à ces patients.

Certains médicaments ne devraient pas être utilisés conjointement avec les inhibiteurs de l'ECA, ou alors devraient l'être sous une stricte surveillance. Ceux-ci comprennent les suppléments de potassium, les anti-inflammatoires (utilisés dans le traitement de l'arthrite) et les diurétiques qui provoquent la rétention du potassium.

LES EFFETS SECONDAIRES DES INHIBITEURS DE L'ECA

Comme nous l'avons souligné précédemment, les inhibiteurs de l'ECA peuvent restreindre la fonction rénale, causer une accumulation de potassium et produire une chute importante de la pression sanguine chez certains sujets. Heureusement, ces effets sont réversibles : lorsque le patient cesse de prendre des inhibiteurs, l'organisme retrouve son état antérieur au traitement.

Une toux sèche peut se déclarer chez un petit nombre de patients, plus particulièrement chez ceux qui souffrent déjà d'une affection quelconque du poumon. Des éruptions cutanées apparaîtront chez 2 à 4 % des patients dans les deux ou trois premiers mois de traitement. De plus, des perturbations gustatives peuvent se manifester chez 1 ou 2 % des patients : certains ressentiront une baisse de leur faculté gustative, alors que d'autres connaîtront une saveur sure-métallique. Très rarement, le nombre de globules blancs dans le sang accusera une baisse.

Aussi rarement, un *angiœdème* peut se déclarer durant le premier mois de traitement. **Ce gonflement des lèvres, de la bouche et de la gorge est extrêmement dangereux : voyez immédiatement un médecin.**

Tous ces effets secondaires sont réversibles et disparaissent avec l'interruption du traitement faite dans des délais opportuns.

Enfin, les inhibiteurs de l'ECA sont contre-indiqués au cours de la grossesse puisque des cas de malformations ont été signalés.

10

Les antagonistes du calcium

Louise F. Roy, M.D. et Frans H.H. Leenen, M.D., Ph.D.

Les antagonistes du calcium, aussi connus sous le nom de bloqueurs des canaux calciques, sont des médicaments qui freinent l'entrée du calcium dans les cellules. Ceux qui sont présentement prescrits au Canada sont la nifédipine (Adalat), le diltiazem (Cardizem) et le vérapamil (Isoptin). L'usage de plusieurs nouveaux antagonistes du calcium pourrait être autorisé sous peu : leurs noms chimiques sont félodipine, isradipine, nicardipine, nimodipine, nisoldipine et nitren-dipine.

COMMENT FONCTIONNENT LES ANTAGONISTES DU CALCIUM

Le calcium exerce de multiples fonctions dans le corps humain. Il assure, entre autres, la contraction des cellules musculaires des parois des vaisseaux sanguins, dans lesquelles il pénètre par de minuscules vannes. Or les antagonistes du calcium s'opposent à l'entrée du calcium dans les cellules, détendant ainsi les tissus musculaires du vaisseau sanguin et amoindrissant sa résistance à l'afflux de sang et à la pression sanguine. Les antagonistes du calcium font dès lors office de *vasodilatateurs* (ou dilatateurs de vaisseaux), tel que l'explique le chapitre 11.

Bien qu'ils exercent une fonction vasodilatatrice, les antagonistes du calcium sont cependant bien différents des autres vasodilatateurs. On leur reconnaît en effet les deux avantages suivants : premièrement, ils ont pour effet de bloquer partiellement les signaux des nerfs jusqu'au cœur, ce qui réduit la hausse de la fréquence cardiaque que l'on associe habituellement aux autres vasodilatateurs; deuxièmement, ils ont un léger effet diurétique (voir le chapitre 7 pour plus de détails sur ce sujet). Ainsi, les reins sont moins susceptibles d'être le siège d'une rétention de fluide, comme c'est le cas avec les autres vasodilatateurs.

En fait, les antagonistes du calcium présentent des caractéristiques qui en font d'excellents agents antihypertenseurs. Contrairement à certains autres médicaments qui servent à traiter l'hypertension (les diurétiques, par exemple), ils n'ont pas d'incidence négative sur le taux de lipides du sang (le cholestérol et les triglycérides) ni sur les taux de potassium, de sodium (ou sel), d'acide urique ou de glucose (sucre du sang). Les études les plus récentes indiquent que les antagonistes du calcium comporteraient, de plus, des propriétés préventives contre l'athérosclérose (le durcissement des artères provoqué par des dépôts de lipides et de calcium).

Au Canada, on autorise la prescription de trois types d'antagonistes du calcium dans leur version à effet prolongé ou ordinaire (voir le tableau 1).

Les antagonistes du calcium peuvent être divisés en deux groupes : ceux dont le nom se termine en «dipine» (nifédipine, par exemple) et qui sont plutôt des vasodilatateurs que des agents de ralentissement de la fréquence cardiaque; et les autres (comme le vérapamil ou le diltiazem), qui ralentissent davantage le rythme cardiaque, mais dilatent moins les vaisseaux.

Tableau 1 : Les antagonistes du calcium

Nom chimique	Nom de marque	Dose quotidienne moyenne (en mg)	Nombre de doses quotidiennes
Diltiazem	Cardizem	90 à 360	3 par jour
	Cardizem SR	90 à 360	2 par jour
Nifédipine	Adalat	30 à 120	3 à 4 par jour
	Adalat PA	20 à 120	2 à 3 par jour
Vérapamil	Isoptin	240 à 480	2 à 3 par jour
	Isoptin SR	240 à 480	1 à 2 par jour

QUAND DOIT-ON AVOIR RECOURS AUX ANTAGONISTES DU CALCIUM ?

Mis à part leur aptitude à faire diminuer la pression sanguine, les antagonistes du calcium sont aussi utiles dans le traitement de l'angine parce qu'ils réduisent l'activité cardiaque et dès lors empêchent le surmenage du cœur. Ainsi, ils s'avèrent un choix judicieux pour soigner les patients qui souffrent à la fois d'angine et d'hypertension. On reconnaît aussi aux antagonistes du calcium une plus grande efficacité chez les sujets dont le taux de rénine est faible (pour une brève description du système rénine-angiotensine, voir les chapitres 1 et 9), y compris les gens de race noire et les personnes âgées.

Comme la nifédipine tend à accélérer la fréquence cardiaque, son usage simultané avec un bêta-bloquant s'avère un bon choix, à condition que la fonction du myocarde soit relativement normale (voir le chapitre 8, qui traite entre autres des bêta-bloquants).

Les antagonistes du calcium servent aussi à réduire la pression sanguine lorsque les autres antihypertenseurs (tels les diurétiques et les bêta-bloquants) sont contre-indiqués, par exemple dans les cas de goutte, d'asthme, de maladie de Raynaud et de diabète, ou en présence de taux de cholestérol ou de triglycérides trop élevés.

QUAND FAUT-IL ÉVITER LES ANTAGONISTES DU CALCIUM ?

Il est possible que les antagonistes du calcium que l'on prescrit aujourd'hui amènent une diminution de la puissance et de la fréquence des battements du cœur; ils risquent donc d'aggraver l'insuffisance cardiaque.

L'usage simultané de vérapamil ou de diltiazem et d'un agent bêta-bloquant invite particulièrement à la prudence : cette combinaison peut trop ralentir la conduction électrique dans le muscle cardiaque. On ne devrait donc pas en administrer aux patients ayant déjà eu des difficultés de conduction cardiaque, car leur état risquerait de s'aggraver. Aucun des antagonistes du calcium présentement autorisés ne devrait d'ailleurs leur être prescrit.

LES EFFETS SECONDAIRES DES ANTAGONISTES DU CALCIUM

La nifédipine, dont les effets sont voisins de ceux des vasodilatateurs, peut causer des céphalées, des palpitations et des bouffées vasomotrices (afflux de sang au visage), qui disparaîtront habituellement au bout de quelques semaines. Ces effets secondaires sont plus fréquents avec l'usage de la nifédipine en gélules puisque celle-ci est plus rapidement assimilée par l'organisme et qu'elle se mêle au sang de façon moins graduelle que la nifédipine en comprimés. Les gélules peuvent d'ailleurs être responsables d'une forte chute de la pression sanguine ainsi que d'étourdissements. Les comprimés (Adalat PA), de leur côté, sont absorbés lentement et n'occasionnent pas une concentration trop brusque du médicament dans le sang. L'usage simultané d'un bêta-bloquant peut toutefois amoindrir les effets secondaires reliés à la nifédipine, qu'il s'agisse de la version à effet prolongé ou ordinaire.

Les antagonistes du calcium, et tout spécialement la nifédipine, risquent de provoquer l'enflure des chevilles. Ce phénomène n'est pas relié à la rétention d'eau, bien que certains de ces médicaments comportent un léger effet diurétique; il s'agit plutôt d'une réaction des petits vaisseaux sanguins. L'addition d'un diurétique au programme thérapeutique n'enrayera donc pas ce problème.

Les antagonistes du calcium peuvent causer des problèmes digestifs tels que la nausée, des brûlures d'estomac et, moins fréquemment, une baisse de l'appétit ou la diarrhée. Le vérapamil, en particulier, est associé à des troubles de constipation.

Tous ces effets secondaires sont réversibles et disparaissent avec l'interruption du traitement.

11

Les vasodilatateurs

Louise F. Roy, M.D. et Frans H.H. Leenen, M.D., Ph.D.

COMMENT AGISSENT LES VASODILATATEURS

Les vasodilatateurs sont des médicaments dont l'action consiste à relâcher les muscles lisses des parois vasculaires. Ainsi, en se dilatant, les vaisseaux sanguins opposent moins de résistance à l'écoulement du sang. (Comme il a été décrit dans le chapitre 10, les antagonistes du calcium agissent comme vasodilatateurs, mais ils ont aussi d'autres effets.)

Si ces médicaments n'avaient pour seul effet que la dilatation des vaisseaux sanguins, ils seraient tout indiqués pour le traitement de l'hypertension. Malheureusement, ils déclenchent plusieurs autres réactions qui nuisent à leur action antihypertensive. En leur présence, la circulation rénale est amoindrie, résultant en une rétention de sodium (sel) et d'eau par les reins qui se traduit par de l'œdème dans diverses parties de l'organisme. En outre, sous leur action, le cœur bat plus vite et plus fort. Ces deux derniers effets ont tendance à combattre partiellement l'action de relaxation exercée par les vasodilatateurs sur les vaisseaux sanguins. Ces complications peuvent elles-mêmes entraîner des effets secondaires lorsque les vasodilatateurs sont prescrits seuls.

Dans l'hypertension, le sang éprouve plus de difficulté à circuler; par conséquent, le cœur, devant pomper plus fort pour surmonter cette résistance, grossit graduellement. L'*hypertrophie du cœur* (augmentation de son volume) augmente le risque de complications cardiovasculaires telles que l'insuffisance cardiaque ou la mort subite. Cependant, si l'hypertension est traitée correctement, le cœur peut retrouver son volume normal. Mais on ne peut pas compter seulement sur les vasodilatateurs pour produire cet effet, car, lorsqu'ils sont administrés seuls, ces médicaments forcent le cœur à travailler plus fort sans qu'il ne puisse reprendre son volume normal, le conduisant même à s'hypertrophier davantage.

Au Canada, deux vasodilatateurs, l'hydralazine et le minoxidil, sont offerts en pharmacie pour le traitement de l'hypertension (voir tableau 1). D'autres vasodilatateurs, utilisés dans les hôpitaux, sont administrés par voie intraveineuse.

Tableau 1 : Vasodilatateurs couramment prescrits au Canada

Nom chimique	Nom de marque	Dose quotidienne moyenne (en mg)	Nombre de doses quotidiennes
Hydralazine	Apresoline	50 à 200	2 à 3 par jour
Minoxidil	Loniten	2,5 à 20	1 à 2 par jour

QUAND UTILISER DES VASODILATATEURS

Les vasodilatateurs ne sont généralement pas prescrits seuls; on les administre souvent accompagnés d'un bêta-bloquant et d'un diurétique. Ces remèdes en association s'opposent aux effets secondaires produits par les vasodilatateurs sur les reins et le cœur.

L'hydralazine est l'un des rares médicaments qui puissent être administrés sans danger aux femmes enceintes souffrant d'hypertension.

Le minoxidil est un puissant antihypertenseur. Il s'avère utile dans les cas d'hypertension grave et lorsque celle-ci n'a pu être stabilisée à l'aide d'autres médicaments. Une fois la tension artérielle stabilisée, l'on revient généralement à d'autres antihypertenseurs, mais il est parfois nécessaire de continuer le traitement au minoxidil.

CONTRE-INDICATION DES VASODILATATEURS

Les vasodilatateurs augmentent l'activité du cœur, le faisant travailler plus vite et plus fort. Ils sont contre-indiqués chez les patients souffrant d'angine, car ils peuvent aggraver leur condition.

Au cours des dernières années, nous avons vu apparaître de nouvelles classes de médicaments plus faciles à administrer et produisant moins d'effets secondaires. Ces médicaments, comme les antagonistes du calcium et les inhibiteurs de l'ECA, remplacent les vasodilatateurs.

EFFETS SECONDAIRES DES VASODILATATEURS

Les vasodilatateurs présentent souvent comme effets secondaires des maux de tête, des bouffées de chaleur et des palpitations. Ces problèmes sont parfois temporaires et disparaissent graduellement d'eux-mêmes ou lorsque les vasodilatateurs sont administrés en concomitance avec des bêta-bloquants. Administrés seuls, les vasodilatateurs peuvent aggraver l'angine de poitrine et causer de l'œdème aux chevilles dû à la rétention de sel et d'eau par les reins. Toutefois, cette dernière réaction sera facilement enrayée à l'aide d'un diurétique.

En doses plus fortes (300 mg ou plus par jour), l'hydralazine peut provoquer chez le patient la production d'anticorps contre son propre organisme, et causer un gonflement et de la douleur dans les articulations. Cette réaction s'effacera d'elle-même à condition que le médicament ne soit pas administré trop longtemps.

Il est possible que le minoxidil favorise la pousse de poils sur le corps. En fait, ce médicament existe maintenant sous forme d'onguent dont on enduit la peau du crâne pour combattre certaines formes de calvitie. Seules les personnes chauves dont la fonction cardiaque est normale peuvent utiliser cet onguent, car le minoxidil est absorbé par le crâne et peut agir sur le cœur en augmentant son activité. Le minoxidil peut également causer une accumulation d'eau dans le péricarde (membrane qui enveloppe le cœur), mais cette situation est rare, et la condition disparaît lorsque le médicament est supprimé.

12

L'hypertension chez les aînés

Pierre Larochelle, M.D., Ph.D. et A. Mark Clarfield, M.D.

L'hypertension est considérée comme un important facteur de risque dans la manifestation de troubles cardiaques et de maladies du système vasculaire chez les gens âgés. Bien que l'on n'ait jamais clairement défini le mot «âgé», l'on considère les gens de 65 ans comme les premiers de cette catégorie. Dans les recherches faites sur l'hypertension ou sur d'autres maladies, l'on divise les aînés en trois groupes : 65 à 74 ans, 75 à 84 ans, et 85 ans et plus, de façon à pouvoir évaluer les risques de l'hypertension et les bienfaits des traitements en fonction de l'âge.

Chez les aînés, un diagnostic d'hypertension est posé lorsque la tension artérielle systolique est au-delà de 160 mm de Hg, et la pression diastolique, au-delà de 90 mm de Hg. Une pression de 160/90 augmente légèrement le risque de maladie cardiovasculaire future. Cela ne signifie pas pour autant qu'un traitement par des médicaments doive être institué. Cependant, le risque devenant plus grand à mesure que la tension augmente, le médecin prescrira probablement un traitement dans les cas de tension élevée.

La fréquence de l'hypertension augmente avec l'âge.

Chez les hommes âgés de plus de 65 ans, 25 % ont une tension artérielle trop élevée; chez les femmes de la même catégorie d'âge, cette proportion est de 30 %. La pression systolique (la plus élevée des deux), surtout, augmente avec l'âge. Bien que l'on ait déjà cru que la pression diastolique (la plus basse) était plus importante, la pression systolique se révèle un indicateur de niveau de risque légèrement meilleur dans le cas des gens âgés. Par conséquent, la pression systolique influe souvent davantage sur la décision de traiter ou de ne pas traiter l'hypertension chez un aîné.

Dans certains cas, la pression systolique peut marquer une hausse sans que l'on ne note de variation de la pression diastolique (par exemple, 200/80). Ce type d'hypertension est appelée *hypertension systolique isolée*.

Toute personne âgée de plus de 65 ans devrait faire vérifier sa tension artérielle au moins une fois par année. Si cette dernière se situe au-delà de 160/90 mm de Hg, il y a lieu de la faire vérifier plus fréquemment par une infirmière ou un médecin, de façon à ce que des mesures correctives soient prises, au besoin. Un traitement peut devenir nécessaire seulement dans les cas où la tension demeure élevée suite à plusieurs lectures.

L'HYPERTENSION ET LES FACTEURS DE RISQUE DE MALADIES CARDIOVASCULAIRES

Plusieurs facteurs risquent de conduire à une maladie cardiaque (insuffisance cardiaque, crise cardiaque), un accident cérébrovasculaire ou un anévrisme (affaiblissement et gonflement de l'aorte, artère principale de l'organisme). Chez les gens plus jeunes, les principaux facteurs de risque sont l'usage du tabac, un taux élevé de cholestérol et l'hypertension. Chez les aînés, l'hypertension est le plus important facteur de risque de maladie cardiaque ou vasculaire (des vaisseaux sanguins).

EFFETS DE L'HYPERTENSION SUR L'ORGANISME

Dans sa phase initiale, l'hypertension elle-même ne cause pas de problèmes et ne présente pas de symptômes. Cependant, si l'hypertension est grave ou si elle demeure longtemps non traitée, il peut s'ensuivre des dommages au cœur, aux reins et au cerveau (voir chapitre 1). L'atteinte au cœur peut se traduire par l'essoufflement, le gonflement des pieds, de fréquentes envies d'uriner la nuit et, parfois, une douleur à la poitrine (angine). Ces symptômes peuvent également apparaître, bien que moins souvent, chez des personnes dont la tension artérielle est normale. Si vous éprouvez ces symptômes, mentionnez-le à votre médecin.

CAUSES DE L'HYPERTENSION

On classifie l'hypertension selon ses causes. La plupart des hypertendus (90 à 95 %) présentent ce que l'on appelle de l'hypertension essentielle. Nous n'en connaissons pas vraiment la cause. Il est probable qu'elle est due à une combinaison de facteurs tels que le régime alimentaire, l'environnement et une incapacité congénitale à stabiliser la tension artérielle. Les autres hypertendus (5 à 10 %) souffrent d'hypertension secondaire, laquelle peut être causée par des affections rénales, glandulaires (glandes surrénales) ou vasculaires (voir les chapitres 1 et 2 pour plus de détails).

Chez les gens âgés de plus de 65 ans, d'autres facteurs entrent en jeu, le plus important étant une modification de la structure des vaisseaux sanguins principaux. Ces derniers perdent leur élasticité et deviennent plus rigides, provoquant l'augmentation de la tension artérielle systolique. Cette condition, l'*artériosclérose*, est l'une des causes principales de l'hypertension dans ce groupe d'âge. Diverses autres fonctions s'altèrent également avec l'âge: les vaisseaux sont non seulement plus rigides, mais ils se détendent moins facilement; les reins accusent également une détérioration de leur fonction.

Il est possible que ces facteurs conduisent à une augmentation graduelle de la tension artérielle avec l'âge. Cependant, nombreuses sont les personnes âgées qui n'éprouvent pas ces problèmes. Toutefois, s'ils surviennent, ils ne doivent pas être considérés comme normaux, car ils s'accompagnent d'une fréquence plus élevée de maladies cardiaques et d'accidents cérébrovasculaires.

EXAMEN ET DIAGNOSTIC

Le diagnostic de l'hypertension est expliqué au complet dans le chapitre 2. Dans le cas des gens âgés, la différence principale du diagnostic réside dans le niveau de pression indicateur d'hypertension. Un diagnostic d'hypertension est posé lorsque la lecture se situe au-delà de 160/90 mm de Hg dans au moins trois occasions différentes, espacées d'une semaine au minimum. Une fois le diagnostic posé, votre médecin devra vous faire passer un examen physique complet afin de connaître l'état de votre cœur et celui de vos vaisseaux sanguins. Les tests de laboratoire comprendront en des analyses de sang et d'urine, qui permettront d'évaluer votre fonction rénale et votre niveau de sucre sanguin, ainsi qu'un électrocardiogramme et, peut-être, une radiographie des poumons.

BIENFAITS DU TRAITEMENT

L'on a prouvé que les personnes entre 65 et 80 ans qui sont atteintes d'hypertension et qui prennent des médicaments antihypertenseurs sont moins sujettes aux accidents cérébrovasculaires et présentent moins de risque de manifester de l'insuffisance cardiaque que celles qui ne prennent pas de médicaments. En fait, les études indiquent que cet effet bénéfique est plus prononcé chez les aînés que chez les plus jeunes. Cependant, le traitement par médication ne va pas lui-même sans problèmes. Les risques et les bienfaits d'un traitement doivent être considérés dans chaque cas. Par exemple, chez les patients légèrement hypertendus (lectures systoliques entre 160 et 180), l'observation médicale sans traitement pourrait suffire, à moins que l'examen médical ou les tests sanguins ne révèlent des dommages au cœur ou au système vasculaire.

Pour les gens de 80 ans et plus, les avantages de traiter l'hypertension ne sont pas clairement définis. Selon votre état de santé et la médication à considérer, le médecin pourrait retarder le traitement et observer votre condition avant de prescrire quoi que ce soit. Il pourrait même décider de n'administrer aucun médicament.

Par ailleurs, nous ne savons pas non plus si le traitement de l'hypertension systolique isolée est désirable. Une étude importante est maintenant en cours pour répondre à cette question. En attendant, la plupart des médecins prescrivent un traitement dans les cas de pression systolique très élevée (au-dessus de 200).

Le traitement dépend donc de votre âge et, fait plus important encore, de votre santé. Avant de décider quel traitement il vous prescrira, le médecin tiendra compte de vos antécédents médicaux, de vos symptômes, de l'examen médical et des tests de laboratoire, en plus des résultats des lectures de votre tension artérielle. Dans le cas des personnes qui souffrent des effets d'une médication, les bienfaits potentiels de celle-ci pourraient ne pas contrebalancer les inconvénients, surtout si ces patients ne présentent pas un degré très élevé d'hypertension.

TRAITEMENTS

Thérapies naturelles

Aucune étude n'a été faite sur l'effet thérapeutique de la perte de poids dans le traitement de l'hypertension chez les aînés. Des recherches effectuées auprès du public en général indiquent que l'obésité est liée à la hausse de la tension artérielle et que, chez les patients jeunes, une diminution du poids peut réduire celle-ci. Cependant, étant donné qu'il est difficile pour les gens âgés de perdre du poids, nous leur conseillons de suivre un régime équilibré et, au moins, de ne pas prendre de poids.

Il n'existe non plus aucune étude portant sur la nécessité de restreindre le sel pour abaisser la pression sanguine chez les aînés. Cependant, les gens âgés devraient autant que possible réduire leur consommation de sel, car, pris en grande quantité, ce dernier peut nuire à l'efficacité de la plupart des médicaments antihypertenseurs. Il existe une exception cependant : les antagonistes du calcium, dont l'efficacité peut être réduite par une restriction du sel.

Les autres formes de thérapies naturelles n'ont jamais été évaluées correctement chez les patients âgés. Cependant, l'on a prouvé que la consommation de 60 ml ou plus d'alcool par jour causait une augmentation de la tension artérielle; vous devez donc restreindre votre consommation d'alcool si votre pression est élevée. L'exercice est un autre moyen de parvenir à vous sentir mieux. Pour être en forme, vous devez, autant que possible, marcher et faire d'autres types d'exercices favorisant une bonne condition cardiopulmonaire. En outre, cela pourrait aider à stabiliser votre tension artérielle. Si vous désirez intensifier vos exercices physiques, prenez conseil auprès de votre médecin; il pourra vous proposer un programme d'entraînement et le surveiller.

Il va sans dire que vous devez cesser de fumer, car l'usage continu du tabac ne peut que causer plus de dommages à votre cœur et à votre système vasculaire.

L'importance d'abaisser le taux de cholestérol chez les gens âgés n'est pas établie, bien que les niveaux très élevés devraient probablement être réduits lorsque c'est possible.

De plus amples renseignements sur les thérapies naturelles sont donnés dans les chapitres 4 et 5.

Médicaments

Les patients âgés de plus de 65 ans dont l'hypertension doit être traitée par médication reçoivent le même type de médicaments que les plus jeunes. En général, l'on préfère administrer un diurétique pour commencer le traitement de l'hypertension chez les aînés; cependant, le choix du traitement dépend aussi de beaucoup d'autres facteurs, ainsi qu'il a été expliqué dans le chapitre 6.

Dans le but de limiter les effets secondaires d'un médicament, l'on en prescrira la dose la plus faible possible. Un des principaux problèmes dans le traitement de l'hypertension chez les patients de plus de 65 ans est de s'assurer que la tension artérielle est ramenée aussi près que possible du niveau normal sans provoquer d'effets secondaires intolérables ou dangereux. Si votre organisme réagit mal à une médication, vous devez en avertir promptement votre médecin, qui verra s'il y a lieu de réduire ou de changer celle-ci. Vous ne devez pas interrompre votre traitement sans lui avoir demandé son avis, car il pourrait en résulter une augmentation soudaine et dangereuse de votre pression.

CONCLUSION

Rappelez-vous que, chez les gens âgés, une tension artérielle supérieure à la normale peut engendrer des maladies cardio-vasculaires. Le risque de fréquence de ces affections augmente avec l'élévation la pression sanguine ainsi qu'avec le temps qu'a duré et que dure l'hypertension chez une personne. Traiter l'hypertension peut contribuer à réduire la fréquence de ces complications. Cependant, avant de décider de traiter et avant de choisir le traitement, l'on devra tenir compte de votre âge, du niveau de votre tension artérielle, de vos autres affections médicales et de tout autre médicament qui pourrait vous être déjà prescrit.

13

L'hypertension et le diabète

Pavel Hamet, M.D., Ph.D. et Jean-Hugues Brossard, M.D.

QU'EST-CE QUE LE DIABÈTE?

Le diabète est une maladie caractérisée par un taux excessif de *glucose* (sucre) dans le sang. Le niveau de glucose sérique , ou glycémie, est maintenu stable grâce à l'action de plusieurs hormones. L'une d'elles, l'insuline, est sécrétée par le pancréas. Si le pancréas ne produit pas suffisamment d'insuline, la glycémie augmente (*diabète de type 1*). Elle augmente aussi lorsqu'il y a dérèglement de l'action de l'insuline produite par l'organisme (*diabète de type 2*).

Le diabète de type 1, appelé aussi *insulino-dépendant,* commence généralement en bas âge (chez les gens de moins de 30 ans). La survie de ces diabétiques dépend d'injections quotidiennes d'insuline.

Le diabète de type 2, appelé aussi *non-insulino-dépendant,* commence généralement plus tard dans la vie (après 30 ans). Les patients atteints de cette forme de diabète produisent quand même de l'insuline, parfois même de façon excessive. Cependant, pour diverses raisons, dont l'obésité, leur

164

insuline est inapte à abaisser la glycémie. Par ailleurs, la quantité d'insuline sécrétée peut diminuer avec l'âge. Bien que ce type de diabète puisse normalement être traité par un régime alimentaire et une médication, il arrive parfois que des injections d'insuline s'avèrent nécessaires.

LE TRAITEMENT DU DIABÈTE

La première mesure à prendre dans le traitement du diabète est un régime alimentaire spécial. Pour les diabétiques de type 2, un médicament qui diminue la quantité de glucose sérique (*agent hypoglycémiant oral*) peut également être nécessaire. Les injections d'insuline (une par jour, ou plus) s'imposent dans tous les cas de diabète de type 1 et pour certains cas de diabète de type 2.

Il y a deux buts principaux au traitement du diabète. Le premier est de prévenir le danger mortel d'un taux de sucre sérique trop élevé, cette condition pouvant conduire au coma (inconscience). Avant la découverte de l'insuline, le diabète de type 1 était la cause de nombreux décès.

Le deuxième but est de garder la glycémie aussi normale que possible. Il est impératif que le taux de glucose sérique soit régularisé afin de prévenir les complications à long terme qui peuvent survenir tant avec le diabète de type 1 qu'avec celui de type 2.

COMPLICATIONS À LONG TERME DU DIABÈTE

Avec le temps, le diabète attaque les vaisseaux sanguins à deux niveaux : celui des grosses artères (dans ce cas les complications sont appelées *macrovasculaires)* et celui des petits vaisseaux sanguins, les artérioles et les capillaires (dans ce cas les complications sont dites *microvasculaires).*

Complications macrovasculaires

Lorsque les gros vaisseaux sanguins sont atteints, ils finissent par entraver la circulation du sang vers le cœur (artères coronaires), le cerveau et les jambes. Les symptômes varient selon le point d'obstruction. Ils prennent la forme d'une angine et d'une crise cardiaque lorsque les artères coronaires sont incriminées; d'un accident cérébrovasculaire lorsque les artères du cou sont obstruées; et de crampes aux jambes (claudication) au cours d'exercices physiques s'il s'agit d'un rétrécissement des artères des membres inférieurs.

Complications microvasculaires

L'obstruction des petits vaisseaux (connue aussi sous le nom de *micro-angiopathie*) a des répercussions surtout sur les yeux et les reins. Les dommages causés à l'œil par le diabète se produisent surtout au fond de l'œil, sur la rétine *(rétinopathie)*. Cette complication est grave et est responsable de 25 % de tous les nouveaux cas de cécité.

L'obstruction des petits vaisseaux dans le rein entraîne éventuellement l'insuffisance rénale.

L'HYPERTENSION ET LE DIABÈTE

Il arrive assez souvent que l'hypertension vienne compliquer le diabète. Près de 50 % des diabétiques sont hypertendus, et environ 15 % des patients hypertendus présentent des problèmes d'hyperglycémie (glycémie élevée). La conjugaison de l'hypertension et du diabète augmente les risques de complications décrites précédemment. En outre, une fois ces complications présentes, elles deviennent plus graves chez le diabétique qui présente de l'hypertension.

Bien que peu d'études aient été effectuées sur cette question, il semble que les patients diabétiques hypertendus présentent plus de complications macrovasculaires, ce qui augmente le risque d'angine, de crise cardiaque, d'accident cérébrovasculaire et de claudication dans les jambes. Cela est vrai pour les deux types (1 et 2) de diabétiques. Chez les diabétiques de type 1, l'hypertension cause plus facilement des dommages à la fonction rénale. Elle accroît aussi le risque et l'intensité d'une rétinopathie chez les deux types de diabétiques.

TYPES D'HYPERTENSION DANS LE DIABÈTE

On distingue deux types d'hypertension dans le diabète : l'hypertension essentielle et l'hypertension liée à une maladie rénale *(néphropathie)*.

L'hypertension essentielle chez les diabétiques est probablement de la même source que chez les non-diabétiques. Cependant, les diabétiques présentent une plus grande tendance à retenir le sel. Ils produisent aussi plus d'adrénaline (hormone qui accélère le pouls et hausse la tension artérielle) dans les situations de stress et sont également plus sensibles aux effets de celle-ci. Ces trois facteurs contribuent à l'apparition de l'hypertension chez les diabétiques.

Lorsque le diabète s'accompagne d'une néphropathie, le rein ne fonctionne pas normalement et laisse s'échapper des protéines du sang dans l'urine. Dans ce cas, l'hypertension est généralement attribuée à la condition rénale. Ainsi, chez un diabétique, une néphropathie conduit à l'hypertension et l'hypertension à son tour peut aggraver le problème rénal. Il s'agit là d'un cercle vicieux ayant de graves conséquences.

AVANTAGES DU TRAITEMENT DE L'HYPERTENSION CHEZ LES DIABÉTIQUES

Il y a de nombreux avantages à stabiliser rigoureusement l'hypertension chez les diabétiques. Plusieurs études ont démontré que le traitement de cette affection diminue les pertes en protéines dans l'urine et ralentit le rythme de détérioration de la fonction rénale. Ainsi, l'effet de cercle vicieux peut être entravé.

Un bon traitement de l'hypertension chez les diabétiques diminue le risque d'accident cérébrovasculaire. Il peut également retarder la progression d'une rétinopathie.

QUAND DEVIENT-IL NÉCESSAIRE DE TRAITER L'HYPERTENSION CHEZ LES DIABÉTIQUES?

Tous les diabétiques dont la pression diastolique est supérieure à 100 mm de Hg peuvent bénéficier d'une médication antihypertensive. En présence de complications vasculaires, comme une rétinopathie ou une néphropathie, il est préférable de traiter l'hypertension lorsque la pression diastolique se situe à 90 mm de Hg ou au-dessus afin de freiner leur progression. De l'avis de plusieurs médecins, tous les diabétiques qui présentent une pression diastolique de 90 mm de Hg ou plus devraient être traités pour hypertension, même en l'absence de complications vasculaires.

QUELS SONT LES RISQUES DE COMPLICATIONS VASCULAIRES?

L'on sait depuis longtemps qu'une maladie rénale chez les diabétiques commence par l'élimination anormale et progressive de l'albumine (protéine du sang) dans l'urine. Il s'ensuit une détérioration de plus en plus importante de la fonction rénale. Récemment, des études ont eu pour sujet particulier l'excrétion urinaire de très petites quantités d'albumine *(micro-albuminurie)*. La micro-albuminurie précède d'environ 10 ans la manifestation de problèmes rénaux graves. Elle peut également être un signe indicateur de l'atteinte de la rétine, ou rétinopathie. Grâce à des tests de laboratoire spéciaux, nous sommes en mesure de déceler de façon précoce une prédisposition aux complications microvasculaires chez les diabétiques.

TRAITEMENT NATUREL DES DIABÉTIQUES HYPERTENDUS

Modification du mode de vie

Vivre sainement (voir chapitre 5) et perdre du poids excédentaire (voir chapitre 4) sont deux mesures de traitement essentielles. Elles contribuent à abaisser la tension artérielle et favorisent la régularisation du taux de sucre sanguin. En outre, ces mesures d'assainissement peuvent combattre les taux anormaux des lipides (substances grasses) dans le sang, de même que la restriction du sel apporte un bienfait supplémentaire aux diabétiques chez qui la rétention du sodium est un problème particulier.

Choses à éviter

Certains médicaments doivent être évités. Les agents anti-inflammatoires non stéroïdiens (comme l'ibuprofène, le naproxen ou l'indométhacine) risquent d'avoir un effet nuisible sur la fonction rénale des diabétiques. Les corticostéroïdes (cortisone, prednisone) peuvent conduire à l'hypertension et gêner la régularisation de la glycémie. Les décongestionnants oraux prescrits dans le traitement du rhume sont à éviter, car ils produisent une réaction semblable à celle que produit l'adrénaline, à laquelle les diabétiques sont très sensibles. Tous ces médicaments sont susceptibles d'augmenter la tension artérielle et la glycémie.

La consommation de boisson alcoolisée est également un facteur d'hypertension. De plus, la consommation excessive d'alcool peut conduire à une hyperglycémie grave chez les diabétiques qui sont traités à l'insuline.

TRAITEMENT DES DIABÉTIQUES HYPERTENDUS À L'AIDE DE MÉDICAMENTS

Ainsi qu'il est montré dans le tableau 1, plusieurs médicaments peuvent être utilisés pour traiter l'hypertension chez les diabétiques. La plupart de ces agents présentent des avantages et des inconvénients particuliers. Nous les classifions comme «plutôt avantageux», «plutôt neutres» ou «plutôt désavantageux». Le tableau 2 donne une liste des problèmes propres au diabète et des médicaments susceptibles de les aggraver.

**Tableau 1 : Traitement de l'hypertension chez les diabétiques
à l'aide de médicaments**

Médications pour les diabétiques qui ne reçoivent pas d'insuline
(par ordre de préférence)

- inhibiteurs de l'ECA et/ou antagonistes du calcium et/ou bêta-bloquants ayant une action sympathomimétique intrinsèque

- vasodilatateurs artériels

- bloquants adrénergiques centraux

- diurétiques de l'anse présentant des propriétés conservatrices de potassium

---

Médications généralement contre-indiquées dans le diabète de type 2

- diurétiques thiazidiques et bêta-bloquants sans action sympathomimétique intrinsèque

- médications anti-inflammatoires non stéroïdiennes, corticostéroïdes, décongestionnants

---

Médications pour les diabétiques traités à l'insuline
(par ordre de préférence)

- inhibiteurs de l'ECA et/ou antagonistes du calcium et/ou diurétiques thiazidiques

- alpha-bloquants

- bloquants adrénergiques centraux

- diurétiques de l'anse et diurétiques conservateurs de potassium

---

Médications à éviter dans le diabète de type 1

- bêta-bloquants, surtout les non sélectifs

Tableau 2 : Problèmes aggravés par les médicaments antihypertenseurs

Problème	Médicaments
Contrôle de la glycémie dans le diabète de type 2	diurétiques bêta-bloquants
Suppression des symptômes d'hypoglycémie	bêta-bloquants, surtout les non sélectifs
Rétablissement à la suite d'hypoglycémie	bêta-bloquants, surtout les non sélectifs
Augmentation des lipides sanguins	diurétiques bêta-bloquants sans action sympathomimétique intrinsèque
Hyperkaliémie	inhibiteurs de l'ECA diurétiques conservateurs de potassium
Impuissance	diurétiques, bêta-bloquants (surtout les non sélectifs), bloquants adrénergiques centraux
Hypotension orthostatique	bloquants adrénergiques centraux vasodilatateurs artériels

Médicaments à effets avantageux

Inhibiteurs de l'ECA (captopril et énalapril). Plusieurs études ont démontré que ces médicaments (surtout le captopril) diminuent le taux d'albumine urinaire chez les diabétiques. Certaines de ces études ont également démontré que le captopril peut ralentir la détérioration de la fonction rénale. Les inhibiteurs de l'ECA n'augmentent pas le glucose et les lipides du sang, mais ils peuvent hausser le taux de potassium. Le potassium a tendance à augmenter chez certains diabétiques (une affection connue sous le nom d'*hyperkaliémie*), particulièrement chez les gens âgés qui accusent une diminution fonctionnelle des reins et des surrénales. Dans l'ensemble, les inhibiteurs de l'ECA sont un excellent choix dans le traitement de l'hypertension chez les diabétiques.

Antagonistes du calcium (diltiazem, nifédipine et vérapamil). Bien que ces médicaments soient en mesure de hausser légèrement la glycémie en début de traitement, ils ne produisent pas cet effet dans une thérapie à long terme. Ces caractéristiques en font d'excellents agents antihypertenseurs pour les diabétiques.

Alpha-bloquants (prazosine et térazosine). Ces agents n'augmentent pas la glycémie et, de plus, ils ont des effets avantageux sur les lipides. Ils peuvent aggraver la tendance de certains diabétiques à faire de l' hypotension lorsqu'ils sont debout (*hypotension orthostatique*). Ces médicaments sont indiqués pour la plupart des diabétiques, bien qu'ils aient un effet antihypertensif limité lorsqu'ils sont utilisés seuls.

Médicaments à effets neutres

Vasodilatateurs artériels (hydralazine et minoxidil). En raison de l'accroissement du rythme cardiaque et de la rétention de liquide qu'ils provoquent dans l'organisme lorsqu'ils sont utilisés seuls, ces médicaments sont généralement administrés en association avec des bêta-bloquants et un diurétique. Ils n'ont aucun effet indésirable sur la glycémie, mais causent parfois de l'hypotension orthostatique.

Diurétiques conservateurs de potassium (amiloride, spironolactone et triamtérène). On peut administrer ces médicaments avec d'autres diurétiques dans le but d'éviter la perte de potassium. Lorsqu'ils sont prescrits seuls, cependant, ils risquent de provoquer une augmentation du niveau de potassium sanguin chez les diabétiques, surtout en présence d'un dérèglement quelconque de la fonction rénale. Ils ne doivent pas être administrés avec des inhibiteurs de l'ECA, lesquels peuvent aussi hausser le taux de potassium sérique.

Médications avec effets désavantageux

Diurétiques thiazidiques (hydrochlorothiazide, chlorothiazide, chlorthalidone et métolazone). Il est possible que ces médicaments entraînent une hausse de la glycémie. Sous leur action, le diabète de type 2 (non-insulino-dépendant) est plus difficile à traiter chez les patients qui ne reçoivent pas d'insuline. Cet effet est dû en partie à l'*hypokaliémie* (faible taux de potassium), affection fréquemment associée à l'usage de ces médicaments. L'hypokaliémie se traduit par une diminution de la quantité d'insuline sécrétée par le pancréas et, conséquemment, par une augmentation du taux de glucose dans le sang. En outre, lorsqu'ils sont administrés en fortes doses, les thiazides peuvent hausser le taux de cholestérol et des triglycérides (lipides sanguins importants). Ils entraînent également un affaiblissement de la fonction sexuelle, problème fréquent chez les diabétiques. Cependant, ces médicaments constituent un traitement acceptable de l'hypertension chez les diabétiques qui prennent déjà de l'insuline, surtout s'ils sont administrés en petites doses.

Avec l'indapamide, un autre diurétique, les effets nuisibles ne sont peut-être pas aussi graves. C'est un médicament indiqué pour les diabétiques de type 2 qui ont besoin d'un diurétique.

Diurétiques de l'anse (furosémide et acide étacrynique). Le rôle principal de ces diurétiques est de freiner la rétention de sel et d'eau chez les diabétiques atteints d'insuffisance rénale. À part cette action particulière, leur effet sur la tension artérielle n'est pas très prononcé.

Bêta-bloquants. Les bêta-bloquants peuvent causer de nombreux problèmes s'ils sont administrés à des diabétiques. Premièrement, certains augmentent les lipides, surtout chez les diabétiques qui ne sont pas traités à l'insuline (type 2). Cet effet ne survient probablement pas avec les bêta-bloquants qui ont une action sympathomimétique intrinsèque (voir chapitre 8).

Deuxièmement, les bêta-bloquants (surtout les non sélectifs) réduisent les symptômes d'hypoglycémie, lesquels sont dus en grande partie aux effets de l'adrénaline. Les diabétiques subiront donc, en cas d'hypoglycémie, un accroissement moindre de leur rythme cardiaque, et peu ou pas de tremblements ou d'anxiété s'ils sont traités aux bêta-bloquants (surtout les non sélectifs).

Troisièmement, les bêta-bloquants (surtout les non sélectifs) prolongent le temps de récupération de l'hypoglycémie chez les diabétiques traités à l'insuline.

Finalement, l'adrénaline produite pendant l'hypoglycémie peut causer une hypertension grave lorsque le patient est traité avec un bêta-bloquant non-sélectif.

Il ressort qu'aux diabétiques insulino-dépendants prédisposés à l'hypoglycémie, les bêta-bloquants non cardiosélectifs risquent de causer des problèmes. Pour ceux qui ne montrent pas de prédisposition à cette affection, les bêta-bloquants seront très utiles, en particulier ceux qui sont plus sélectifs, comme l'aténolol, le métoprolol et l'acébutolol.

Bloquants adrénergiques centraux (méthyldopa et clonidine). Ces médicaments n'ont aucun effet sur le sucre sanguin ou sur les lipides. Cependant, ils aggravent l'hypotension orthostatique et l'impuissance chez les diabétiques.

CONCLUSION

Le diabète s'accompagne souvent d'hypertension, et il est important de bien traiter les deux affections. Heureusement, il existe de très bons médicaments antihypertenseurs dont l'action ne nuit pas au traitement du diabète; ainsi, il est possible de traiter les deux maladies à la fois.

14

L'hypertension, la grossesse et les contraceptifs oraux

Douglas R. Ryan, M.D. et Alexander G. Logan, M.D.

LA GROSSESSE ET L'HYPERTENSION

L'hypertension, présente chez environ 1 % des femmes enceintes, peut causer des dommages au fœtus ainsi qu'à la mère. Cependant, lorsque la condition est diagnostiquée et traitée dès le début, les problèmes peuvent généralement être évités.

La grossesse s'accompagne normalement d'une chute de la tension artérielle due à une relaxation généralisée des vaisseaux sanguins de la mère. La pression atteint un minimum à la moitié de la période de gestation environ, après quoi elle augmente lentement, de sorte qu'à la date prévue de l'accouchement, elle se situe au niveau normal d'avant la grossesse.

Une femme enceinte est considérée comme hypertendue si sa tension artérielle ne s'abaisse pas au niveau minimal normal à la mi-grossesse, ou si elle demeure constamment au-dessus de 140/90 mm de Hg.

Causes

Trois facteurs peuvent être responsables de l'hypertension au cours de la grossesse : l'hypertension chronique, la prééclampsie et l'hypertension de gestation. Le terme *toxémie,* qui est souvent employé pour désigner tout type d'hypertension quel qu'il soit pendant la grossesse (le plus souvent la prééclampsie), est impropre. Comme ce terme n'est pas défini avec précision, nous en déconseillons l'usage.

Hypertension chronique. On appelle ainsi l'hypertension qui existait avant la grossesse. Presque toutes les femmes qui présentent cette condition à l'âge de la fécondité souffrent d'hypertension essentielle, une forme de cette affection dont on ne peut préciser la cause. Les femmes qui sont hypertendues avant de devenir enceintes le demeureront tout probablement pendant la grossesse. Leur tension artérielle peut parfois monter en flèche dans les derniers mois de gestation et constituer un danger pour elles-mêmes et pour le fœtus.

Prééclampsie. Cette complication survient seulement pendant la grossesse et disparaît après l'accouchement. Elle est caractérisée par de l'hypertension, de l'enflure aux chevilles et de la protéinurie (protéines dans l'urine). La prééclampsie se produit le plus souvent à la première grossesse et apparaît rarement avant la 25e semaine. C'est une affection qui semble être «de famille» et qui se rencontre plus fréquemment chez les mères atteintes d'hypertension chronique (qui dure depuis longtemps), d'une maladie rénale chronique ou de diabète, ou dans le cas d'une grossesse multiple ou survenant à l'une ou l'autre des extrémités de la période de fécondité (à l'adolescence ou après 35 ans). La cause précise de la prééclampsie n'est pas connue, mais la maladie est associée à une constriction vasculaire généralisée chez la mère et à une diminution du flot sanguin nourrissant l'utérus.

Si la constriction des vaisseaux sanguins entraîne une diminution de l'afflux de sang aux autres organes, d'autres symptômes et signes pourraient apparaître. Des maux de tête, des troubles de la vue et des convulsions peuvent être éprouvés dans le cas où le cerveau est atteint. Si le foie est touché, de fortes douleurs abdominales seront ressenties. Une diminution brusque du débit urinaire ou une accumulation dans le sang de déchets organiques normalement éliminés par les reins seraient des signes de dérèglement de la fonction rénale. Une coagulation anormale du sang peut également survenir.

Bien que, de façon générale, la prééclampsie disparaisse rapidement après l'accouchement, certains de ses symptômes peuvent persister. Chez un petit nombre de patientes, il arrive que l'on note de l'hypertension et de la protéinurie jusqu'à six mois après l'accouchement. Si ces deux conditions persistent au-delà de cette période, c'est qu'elles ne sont probablement pas liées à la grossesse. Dans ce cas, un examen plus approfondi est nécessaire, surtout si la mère présentait une tension artérielle normale avant de devenir enceinte.

Chez les femmes qui manifestent de la prééclampsie au cours de leur première grossesse, seulement une sur dix en souffrira dans ses grossesses subséquentes. Moins de 1 % des femmes qui connaissent une première grossesse normale sont atteintes de prééclampsie dans les suivantes. Cependant, ce risque augmente lorsque les grossesses subséquentes sont l'œuvre d'un père différent. La prééclampsie ne donne pas lieu à la manifestation de l'hypertension plus tard.

Hypertension de gestation. Cette forme d'hypertension n'est pas accompagnée d'enflure aux chevilles ou de protéinurie, et se produit chez les mères dont la tension artérielle était normale avant la conception. Elle se manifeste généralement dans les derniers mois de la grossesse et disparaît deux semaines après l'accouchement. Elle se reproduit souvent dans les grossesses subséquentes. Contrairement aux patientes atteintes de prééclampsie, les femmes qui souffrent d'hypertension de gestation présentent un risque plus élevé de souffrir d'hypertension plus tard. Certains croient que cette tendance hypertensive se trouve démasquée temporairement par le stress de la grossesse.

Traitement

Si l'hypertension est décelée au cours de la grossesse, le médecin verra d'abord si elle s'accompagne de prééclampsie et, si c'est le cas, en déterminera la gravité.

Hypertension chronique. Si l'hypertension s'aggrave pendant la grossesse, la patiente peut généralement être traitée sans hospitalisation. Normalement, l'on conseille aux femmes qui ont un emploi de laisser le travail temporairement, et à toutes les patientes, de prendre plus de repos à la maison. Les médicaments antihypertenseurs sont ensuite prescrits au besoin.

Les patientes dont la condition d'hypertendues chroniques est difficile à régulariser (pression diastolique au-dessus de 100) sont généralement hospitalisées pour repos complet au lit. Dans le cas où la pression n'est toujours pas normalisée, ou si le fœtus donne des signes de détresse, le médecin provoquera l'accouchement; l'on peut aussi décider de procéder à l'accouchement si le fœtus est arrivé à maturité. Une fois le fœtus délivré, la patiente pourra recevoir des doses de médicaments plus fortes qu'avant sa grossesse.

Le traitement de l'hypertension chronique n'empêche pas la manifestation de la prééclampsie, et le médecin devra surveiller constamment l'éventualité de l'apparition de cette complication.

Prééclampsie. Les femmes atteintes de prééclampsie sont généralement hospitalisées pour observation, car cette affection peut passer de légère à grave dans un intervalle de 24 à 48 heures. Les cas légers sont traités par le repos au lit et l'administration d'antihypertenseurs. Les cas plus graves (hypertension grave et multiples organes atteints) nécessitent un traitement avec médication intraveineuse et accouchement d'urgence, car cette condition prééclamptique ne s'améliore qu'une fois la grossesse terminée. Elle peut même conduire au décès de la mère et du fœtus si elle n'est pas traitée.

Il est parfois difficile de distinguer la prééclampsie de l'hypertension chronique, car plusieurs organes peuvent être touchés. Ce n'est souvent qu'après des examens répétés que cette condition peut être diagnostiquée.

Hypertension de gestation. Les femmes qui souffrent d'hypertension de gestation reçoivent le même traitement que celles qui sont atteintes de prééclampsie (voir plus haut).

Thérapie à l'aide de médicaments

L'hypertension qui se produit pendant la grossesse doit être traitée. Un traitement antihypertensif indiqué sera bénéfique pour la mère et peut-être aussi pour le fœtus. La plupart des médecins prescrivent un médicament lorsque la pression diastolique de la patiente est de 100 mm de Hg ou plus. Le but est d'obtenir une pression diastolique de 80 ou 90; des pressions inférieures à cela constitueraient un danger pour le fœtus, du fait de la réduction de l'afflux de sang à l'utérus.

Au moins cinq médicaments antihypertenseurs différents ont été examinés en fonction de leur usage pendant la grossesse et sont considérés comme efficaces et sans danger pour le développement du fœtus. Ce sont le méthyldopa, l'hydralazine et trois bêta-bloquants, à savoir l'oxprénolol, l'aténolol et le labétalol.

Au début, la thérapie comprend généralement un seul médicament. Un deuxième et ensuite un troisième seront ajoutés au besoin. Si l'hypertension n'est pas stabilisée avec ces trois remèdes, il y a peu de chance qu'une médication supplémentaire puisse agir, et l'accouchement devra être entrepris pour la sécurité de la mère.

Deux types de médicaments sont à éviter pendant la grossesse : les diurétiques, car ils peuvent augmenter le risque de donner naissance à un bébé de faible poids; et les inhibiteurs de l'ECA (comme captopril et l'énalapril), car ils risquent de retarder le développement du fœtus. D'autres agents, dont la prazosine et les antagonistes du calcium (comme la nifédipine, le diltiazem et le vérapamil), ne sont pas recommandables, car leur innocuité n'a pas encore été démontrée.

Des rapports récents suggèrent qu'une faible dose de AAS soit administrée à compter de la 28e semaine de gestation jusqu'à l'accouchement comme mesure préventive de la prééclampsie, mais d'autres études seront nécessaires avant qu'une telle thérapie puisse être recommandée.

LES MÈRES QUI ALLAITENT

Les médicaments antihypertenseurs absorbés par une mère qui nourrit son bébé sont sécrétés dans le lait maternel en quantité minuscule. La dose quotidienne ingérée par l'enfant nourri au sein constitue environ 1/100 de la quantité utilisée pour abaisser la tension artérielle de la mère. Il existe peu d'études scientifiques sur la question de l'allaitement sous médication aux antihypertenseurs. Cependant, aucun problème n'a été signalé à ce jour chez les nourrissons dont la mère est traitée au méthyldopa, à l'hydralazine, l'oxprénolol, l'aténolol ou au labétalol. Les diurétiques demeurent contre-indiqués dans le traitement de l'hypertension, même après l'accouchement, car ils sont susceptibles de diminuer la quantité de lait produit par la mère.

CONTRACEPTIFS ORAUX

Les contraceptifs oraux constituent la forme la plus populaire et la plus efficace de contrôle des naissances. Comme rien de mieux n'a encore été trouvé, la pilule demeurera tout probablement le contraceptif le plus répandu parmi les femmes qui désirent retarder le moment où elles deviendront enceintes. Les contraceptifs oraux sont également utilisés comme substitut hormonal, remède contre l'acné, l'hirsutisme (développement excessif des poils du corps), la dysménorrhée (irrégularités du cycle menstruel) et les masses non cancéreuses au sein. Cependant, les contraceptifs oraux doivent être utilisés avec précaution, car ils peuvent parfois causer des effets secondaires nocifs importants, y compris l'hypertension.

Avant de prescrire des contraceptifs oraux, votre médecin se renseignera d'abord sur vos antécédents médicaux et sur votre santé, puis il évaluera les risques et les bienfaits de chacune des méthodes de contraception.

Il existe une contre-indication des contraceptifs oraux dans les cas qui présentent les conditions suivantes : antécédents ou présence de *thrombophlébite* (formation de caillots sanguins dans les veines), d'accident cérébrovasculaire, de crise cardiaque, de maladie du foie, de cancer du sein (connu ou soupçonné), de tumeur œstrogéno-dépendante, de saignement vaginal anormal non diagnostiqué, de grossesse soupçonnée ou diagnostiquée.

La tension artérielle augmente un peu chez presque toutes les femmes qui prennent des pilules anovulantes contenant de l'œstrogène. Cette augmentation commence généralement trois à neuf mois après l'ingestion de la première pilule et est négligeable dans la plupart des cas. Malheureusement, après cinq ans de contraception par cette méthode, 5 % des femmes voient leur tension artérielle atteindre un niveau supérieur à 140/90. Un très petit nombre de femmes manifesteront une hypertension grave à la suite d'une montée en flèche de leur pression. Une plus faible fréquence d'hypertension est obtenue avec les «minipilules», qui contiennent moins d'œstrogène.

On ne connaît pas le mécanisme de l'action hypertensive des contraceptifs oraux. La plupart des femmes prennent du poids sous l'action de la pilule, et l'on a déjà imputé à la rétention de sel et d'eau par les tissus de l'organisme l'augmentation de la tension artérielle qui s'ensuit.

Si votre pression augmente de plus de 10 à 20 mm de Hg alors que vous prenez un médicament anovulant, il est généralement conseillé de cesser cette médication et de choisir une autre méthode de contraception. Votre pression devrait retourner à la normale en moins de six mois. Sinon, votre médecin fera d'autres tests pour évaluer votre hypertension, et il pourrait vous prescrire des médicaments antihypertenseurs. Dans un cas semblable, l'hypertension n'est pas nécessairement causée par les contraceptifs oraux, mais pourrait simplement s'être manifestée à peu près au même moment.

L'hypertension n'est pas une raison suffisante d'éviter les contraceptifs oraux, mais d'autres méthodes de contraception sont préférables si vous êtes hypertendue. Dans le cas où vous ne pouvez pas utiliser un autre moyen, une médication antihypertensive pourrait vous être prescrite en plus des contraceptifs oraux. Vous vous trouveriez alors dans la situation contradictoire qui consiste à prendre un médicament qui hausse votre pression et un autre qui l'abaisse.

On ne doit pas prescrire de contraceptifs oraux aux femmes qui ont plus de 35 ans et qui fument, car cette combinaison les expose grandement aux maladies cardiovasculaires. L'hypertension est un facteur important du risque associé à la pilule. Une autre réaction possible se manifeste par une tendance plus accentuée du sang à former des caillots. Un troisième effet de la pilule peut se traduire par des modifications des lipides du sang.

L'augmentation du risque dépend du type et du dosage des hormones contenues dans le contraceptif. Les œstrogènes ont un effet favorable sur les lipides du sang, car ils haussent le taux de cholestérol-HDL («bon» cholestérol) et abaissent celui du cholestérol-LDL («mauvais» cholestérol). La progestérone, également présente dans la pilule, produit l'effet contraire.

Bien que les hormones puissent causer ou aggraver l'hypertension chez un faible pourcentage de femmes de 55 ans et plus, dans la plupart des cas elles n'entraînent qu'une petite augmentation de la tension artérielle. Cependant, l'on devrait tenir compte de ce facteur chez les patientes qui reçoivent des œstrogènes comme moyen préventif ou comme traitement des symptômes de la ménopause ou encore comme prophylaxie à l'*ostéoporose* (amincissement des os). Les risques d'une thérapie hormonale sont plus grands en présence d'hypertension ou lorsque la patiente fume ou présente des antécédents d'accident cérébrovasculaire.

En résumé, voici quelques directives que vous et votre médecin devriez suivre pour éviter les problèmes rattachés à l'usage de la pilule.

- Administrer l'œstrogène à la plus faible dose efficace possible.

- Ne prescrire la pilule que pour six mois à la fois.

- Vérifier la tension artérielle tous les six mois et chaque fois que vous vous sentez malade.

- Si votre pression augmente (au-dessus de 140/90, en moyenne), cessez de prendre la pilule et utilisez une autre forme de contraception.

- Si votre pression ne retourne pas à la normale dans les six mois suivant le retrait de la pilule, d'autres examens et traitements seront nécessaires.

15

· Comment vous pouvez
· contribuer à régulariser votre
· tension artérielle

· C. Edward Evans, M.B. et R. Brian Haynes, M.D.

Avec les traitements dont nous disposons aujourd'hui, plus personne n'a de raisons de subir les complications de l'hypertension. Mais nombre de gens souffrent encore de ses effets parce qu'ils n'observent pas les directives de traitement instituées par le médecin. C'est un constat tragique, car il suffit d'une collaboration étroite entre le patient et le médecin pour éviter les complications. Ce chapitre vous donne les conseils nécessaires à l'accomplissement de votre rôle dans ce travail d'équipe.

Commençons par un court résumé des mesures qui vous aideront vous-même.

1. Prenez tous vos médicaments exactement comme ils sont prescrits. Voici quelques idées pour y parvenir :

    •   Prenez vos pilules à un moment où vous accomplissez une activité routinière, comme le brossage de dents, par exemple; c'est une façon d'incorporer votre traitement à votre programme quotidien.

- Préparez votre dose hebdomadaire de médicaments le premier jour de la semaine en disposant vos pilules dans un contenant spécial.

- Si vous avez épuisé un médicament, *quel qu'il soit*, ne manquez pas d'en avertir le médecin à votre prochaine visite.

2. Faites renouveler la prescription d'un médicament *avant* qu'il ne soit épuisé.

3. Prenez soin d'obtenir un rendez-vous de suivi *avant* de quitter le bureau du médecin.

4. Si vous devez annuler un rendez-vous avec le médecin, téléphonez à son bureau pour en fixer un autre le plus tôt possible.

5. Gardez toujours dans votre portefeuille une liste à jour de vos médicaments.

6. Ne modifiez pas le dosage de votre médicament ni la fréquence d'administration sans avoir d'abord consulté votre médecin. Si vous désirez une médication mieux adaptée, voici ce que vous devez faire :

- Tenez votre médecin au courant de tout effet secondaire éprouvé.

- Prenez note des moments du jour ou de la semaine où vous êtes empêché ou vous oubliez de prendre vos médicaments.

- Mesurez votre pression sanguine vous-même ou faites-la vérifier par quelqu'un au travail.

7. Si la thérapie que vous suivez vous cause des problèmes ou si vous vous posez des questions à ce sujet, parlez-en à votre médecin. Dites-lui ce que vous pensez des soins que vous recevez et si vous en êtes satisfait.

PRÉJUGÉS SUSCEPTIBLES DE CONDUIRE LES HYPERTENDUS À CESSER LEUR TRAITEMENT

Avant d'exposer les raisons qui justifient les recommandations qui termineront ce chapitre, nous aimerions démentir quelques idées fausses couramment rattachées à l'hypertension. Si vous comprenez bien ce qu'est l'hypertension, vous pouvez omettre de lire la section qui suit et passer directement à la partie «mise en pratique» de ce chapitre intitulée *Ce que vous pouvez faire pour régulariser votre pression sanguine.*

L'hypertension, une affection intermittente

Ainsi qu'il a été exprimé plus haut, l'hypertension, une fois qu'elle s'est manifestée, est presque toujours une affection à caractère chronique et qui cause de nombreux problèmes si elle n'est pas traitée. C'est donc dire que la majorité des gens atteints d'hypertension devront continuer de se traiter tous les jours et ce jusqu'à la fin de leur vie. Des recherches ont démontré que les hypertendus qui cessent leur traitement agissent ainsi parce qu'ils ne sont pas au courant de ce fait important.

Comme toute règle, celle-ci a aussi ses exceptions. Si votre hypertension est bien maîtrisée par l'action d'un médicament et qu'elle demeure ainsi pendant au moins un an, votre médecin pourrait décider de réduire le dosage de ce médicament ou même de le supprimer pour un certain temps. Si vous croyez que c'est là votre cas, mentionnez-le à votre médecin. Cependant, il est important que vous sachiez qu'après la suppression ou la réduction d'un antihypertenseur, vous devrez faire vérifier votre pression encore plus souvent pour vous assurer qu'elle demeure à un niveau normal. Il importe également de vous rappeler que même si vous vous en tirez bien avec moins de médicaments, l'hypertension disparaît rarement de manière définitive.

Une autre façon de faire «disparaître» l'hypertension serait d'en supprimer la cause. Malheureusement, ainsi qu'il a été expliqué dans les chapitres 1 et 2, il est rare que l'on puisse trouver la cause de l'hypertension.

L'hypertension peut aussi être freinée à la suite d'une crise cardiaque, puisque celle-ci diminuerait la capacité du cœur à pomper le sang. Mais c'est là la manière dure, et nous ne vous la souhaitons pas.

Les symptômes d'hypertension qui vous disent quand vous devez prendre votre médicament

Plusieurs personnes s'imaginent pouvoir dire que leur tension artérielle est plus élevée à la façon dont elles se sentent. Par exemple, elles croient que leur pression augmente lorsqu'elles se sentent nerveuses, tendues ou anxieuses, lorsqu'elles ont le visage rouge, mal à la tête, ou encore lorsqu'elles saignent du nez. Ces signes ne constituent pas une bonne mesure de la tension artérielle! D'ailleurs, vous ne pouvez pas ressentir ce qui se passe dans vos vaisseaux sanguins, car, le système vasculaire n'étant pas innervé, il est incapable de produire des sensations.

Dans la plupart des cas, au moment où la condition d'hypertension est découverte, aucun symptôme ne s'est encore manifesté, et très peu ou pas de dommages permanents n'ont été subis par l'organisme. En général, l'hypertension est décelée au cours d'une vérification de routine, d'un examen médical, ou lorsque la pression est vérifiée à l'occasion d'une visite chez le médecin faite pour une autre raison. Vous ne devez pas vous fier à des symptômes comme une impression de tension — non plus qu'à aucune autre impression — pour vous guider dans la prise de vos médicaments antihypertenseurs. Croyez-le ou non, ce que vous ressentez ne peut aucunement vous aider à savoir si votre tension artérielle est normale ou élevée. Seule une mesure de votre pression peut vous renseigner à ce sujet. Vous ne devez donc pas attendre d'avoir le sentiment que votre pression augmente pour prendre vos médicaments. Sans compter que si vous ne les prenez pas régulièrement, votre tension pourrait connaître des «sautes d'humeur», variations qui peuvent parfois être dangereuses.

Votre médecin est en mesure de savoir si vous prenez fidèlement vos médicaments

Il est tout à fait normal que les gens s'efforcent de traiter leur hypertension (ou toute autre affection médicale) avec le moins de médicaments possible. Cependant, il pourrait s'ensuivre un dangereux scénario dont la trame se déroulerait comme suit : imaginons d'abord que le patient réduise de moitié la dose de son médicament, puis qu'à sa prochaine visite chez le médecin, il se garde de mentionner la chose, espérant que, de toute façon, sa pression sera trouvée normale. Si elle est élevée, le médecin croira que le médicament qu'il a prescrit n'est pas suffisamment fort et il en augmentera le dosage. Le patient se trouve alors devant un dilemme : ou il admet qu'il a diminué la dose, ou il accepte la nouvelle prescription et tente de deviner combien il devra en prendre pour régulariser sa pression.

Ce jeu dangereux pourrait aussi prendre la tournure suivante : supposons que, même après que vous ayez réduit la dose de votre médicament, la mesure de votre tension artérielle soit normale le jour où le médecin la vérifie; alors tous les deux vous croirez que votre hypertension est maîtrisée. Cependant, une seule lecture ne suffit pas pour donner une mesure exacte de votre pression habituelle; il en faut plusieurs.

Des recherches ont démontré que la difficulté à abaisser la pression sanguine chez un hypertendu provient plus souvent du fait que celui-ci ne prend pas le médicament tel que prescrit. Plusieurs médecins ne savent pas que leurs patients ont pris moins de médication que prescrit à moins que ceux-ci ne le leur disent. Si vous avez négligé de prendre un médicament, quel qu'il soit et pour quelque raison que ce soit, mentionnez-le au médecin lors de votre prochaine visite.

Ou, mieux encore, vous pouvez prendre fidèlement tous les médicaments qui vous ont été prescrits et présenter au médecin une liste des mesures de pression que vous avez prises entre vos visites à son bureau. C'est la meilleure façon de maintenir le dosage au minimum.

Les effets secondaires des antihypertenseurs sont plus pénibles que l'hypertension elle-même

Un règlement gouvernemental veut que tous les médicaments soient soumis à des tests exhaustifs avant d'être mis en circulation. Ces analyses permettent d'exclure les substances qui présentent des effets secondaires critiques (qui mettent la vie en danger). L'hypertension étant une affection répandue, les médecins, qui s'y connaissent en médicaments antihypertenseurs, éviteront de prescrire ceux dont les effets secondaires sont graves ou fréquents. Il s'ensuit que seulement une personne sur cinq éprouve un effet secondaire dû aux médicaments et que, dans la plupart de ces cas, il s'agit plutôt d'un inconvénient que d'un danger. Les effets secondaires disparaissent presque toujours une fois la médication interrompue et, par ailleurs, en raison de la grande quantité de médicaments antihypertenseurs disponibles, ces derniers peuvent être facilement remplacés s'ils entraînent des réactions importantes ou simplement ennuyeuses.

Cependant, comme c'est le cas chez plusieurs patients, vous pourriez vous sentir un peu plus mal une fois le traitement commencé. D'une part, cela peut s'expliquer par le fait que, vous sachant atteint d'une maladie chronique, vous commencez à blâmer votre condition pour plusieurs des maux de tête ou malaises de tous les jours que vous ressentez. D'autre part, votre organisme peut mettre du temps à s'adapter au médicament. Il est possible que vous ressentiez un léger vertige en position debout, ou un peu d'étourdissement ou de manque d'énergie après avoir commencé une thérapie aux antihypertenseurs. En général, ces réactions s'effacent à mesure que votre organisme s'habitue à une pression plus basse et à la nouvelle médication.

La plupart des patients dont la pression sanguine est régularisée à l'aide de médicaments peuvent maintenir leur rythme de vie normal sans aucune restriction. Par ailleurs, certains souffrent des effets secondaires de leur médication et doivent en modifier la dose ou changer de remède. La seule façon qu'a votre médecin de savoir si vos réactions commandent un changement de médicament est d'être au courant de ce que vous ressentez. Vous pouvez aider votre médecin à trouver le traitement qui vous convient le mieux en portant attention à chaque symptôme important que vous croyez associé à votre médicament. Notez-les sur un bout de papier de sorte que vous puissiez les décrire à votre médecin lorsque vous irez à votre prochain rendez-vous.

Plusieurs personnes se refusent à ennuyer leur médecin avec des plaintes au sujet des effets secondaires de leurs médicaments. Certes, le souci de ne pas heurter la sensibilité du médecin ou de ménager son temps précieux démontre beaucoup de délicatesse mais très peu de sagesse. Les patients qui apprécient leur médecin sont moins portés à lui exprimer leurs plaintes que ceux qui lui sont moins attachés. Négligeriez-vous d'avertir le mécanicien si les phares de votre voiture ne fonctionnaient pas après qu'elle ait été réparée? Non, bien sûr! Donc, si vous souffrez des effets secondaires de vos médicaments, n'hésitez pas à en parler à votre médecin.

Un dernier mot à ce sujet : si vous éprouvez des effets secondaires qui ne sont pas graves, ne cessez pas de prendre le médicament ou ne le remplacez pas sans en avoir d'abord parlé à votre médecin. Il va sans dire que si des réactions graves se produisent, vous devez appeler votre médecin immédiatement.

L'hypertension est généralement due au stress et/ou à un mauvais régime; mieux vaut la traiter en assainissant votre mode de vie qu'en prenant des médicaments

Bien que le stress subi de façon aiguë puisse augmenter votre tension artérielle pendant quelque temps, nous n'avons aucune preuve selon laquelle le stress produirait de l'hypertension à long terme. Il existe plusieurs méthodes naturelles pour traiter l'hypertension; celles-ci ont été décrites plus haut, particulièrement dans les chapitres 4 et 5. Elles comprennent la perte de poids, la réduction de la quantité de sel dans le régime, la diminution de la consommation d'alcool et une diversité de techniques de maîtrise du stress comme la relaxation, l'exercice, le yoga, la méditation et les rétroactions biologiques.

Pour la majorité des gens, tenter de changer son style de vie est beaucoup plus difficile que de se soumettre à une médication. Votre médecin pourrait vous prescrire une (ou plusieurs) de ces méthodes comme moyen de réduire la dose de médicament que vous devez prendre. Si tel est votre cas, faites de votre mieux pour suivre ses recommandations, tout en gardant à l'esprit que les méthodes naturelles peuvent rarement se substituer aux thérapies médicamenteuses lorsque votre pression sanguine est plus que légèrement élevée.

Votre médecin ne sera pas satisfait de votre traitement tant que votre tension artérielle ne sera pas stabilisée — il devrait en être ainsi de vous aussi. Si votre médecin vous recommande une méthode naturelle sans vous prescrire de médicament, assurez-vous de ne manquer aucune des visites de suivi. Puis, si au bout de quelques semaines votre tension n'a pas diminué jusqu'à un niveau normal, suivez la suggestion que vous fera sûrement votre médecin de prendre un médicament. Vous ne devez pas considérer cela comme un échec personnel, non plus que vous ne devez croire que votre cas a quelque chose de particulier. Et puis, vous pouvez conserver les bonnes habitudes que vous avez eu l'occasion de prendre.

Si vous souffrez d'hypertension, vous devez éviter le surmenage ainsi que les causes d'énervement ou de stress

Faux! Si votre hypertension est maîtrisée à l'aide de médicaments, vous pouvez mener une vie parfaitement normale. Il n'est pas nécessaire de prendre congé plus souvent à cause du stress ou d'un rhume. Vous pouvez vous adonner à n'importe quel loisir, sauf l'haltérophilie.

Rappelez-vous ceci : l'hypertension est un désordre systémique qui ne s'accompagne d'absolument aucun symptôme ou douleur. Si elle est décelée précocément, elle ne s'aggravera pas ni ne causera de dommages tant qu'elle sera traitée.

Ce que vous pouvez faire pour régulariser votre pression sanguine

À première vue, régulariser sa pression sanguine semble

plutôt facile : se rendre à tous ses rendez-vous et prendre tous les médicaments tels qu'ils ont été prescrits par le médecin, voilà qui est simple. Cependant, du fait que vous devrez poser ces gestes tout le reste de votre vie, cela pourrait être beaucoup plus difficile que vous ne l'imaginez. En fait, sans assistance particulière, seulement une personne sur cinq réussit à suivre fidèlement les directives de traitement pendant aussi longtemps. Voici donc quelques conseils qui vous aideront à stabiliser votre pression :

- Tirez au clair tous les doutes que vous pourriez avoir sur l'institution du traitement.

- Utilisez des contenants à pilules spéciaux.

- Planifiez l'administration de vos pilules de façon à ce qu'elle s'accorde avec vos activités quotidiennes routinières.

- Évitez de tomber à court de médicaments.

- Gardez sur vous en tout temps une liste à jour de vos médicaments.

- Ne quittez jamais le bureau du médecin sans avoir pris votre prochain rendez-vous.

- Vérifiez régulièrement votre pression.

- Mesurez vous-même votre pression.

- Établissez une relation de collaboration avec votre médecin.

Tirez au clair tous les doutes que vous pourriez avoir sur l'institution du traitement

Il y a peu de chances qu'une personne observe fidèlement une prescription si elle nourrit des doutes quant au besoin qu'elle a de suivre le traitement. Il est très important de vous convaincre que vous avez beaucoup de bienfaits à tirer du traitement prescrit par le médecin. L'hypertension entraîne de graves conséquences lorsqu'elle n'est pas maîtrisée, et vous serez exposé sérieusement à subir ses complications tant que votre pression demeurera élevée. Mais pour que les agents antihypertenseurs produisent de bons résultats, ils doivent être pris tels que prescrits. On sait qu'il est ennuyeux de prendre des médicaments; parfois ils coûtent cher et ils peuvent même comporter certains risques. Cependant, pour la plupart des hypertendus, les bienfaits du traitement l'emportent, et de loin, sur les inconvénients.

Utilisez des contenants à pilules spéciaux

Plusieurs personnes trouvent difficile de se rappeler, à 10 heures par exemple, si elles ont pris leur médicament à 8 heures. Une façon de remédier à ce problème fréquent est d'acheter un contenant à pilules muni de compartiments séparés pour chacun des jours de la semaine. On trouve plusieurs de ces boîtes chez le pharmacien. Au début de la semaine, remplissez tous les compartiments avec les pilules que vous devez prendre au cours de la semaine. Ainsi, lorsqu'il vous arrivera de ne plus savoir si vous avez pris votre médicament, vous n'aurez qu'à regarder dans le compartiment du jour approprié pour voir si la pilule y est ou non.

Une autre façon consiste à acheter un petit contenant à pilules que vous pouvez glisser dans votre poche ou votre sac à main. Remplissez-le tous les matins avec la quantité de comprimés dont vous aurez besoin pour la journée. Si vous n'êtes pas certain d'avoir pris vos pilules le midi, ouvrez simplement votre contenant et vous saurez.

S'il vous arrive plus d'une fois par semaine d'oublier de prendre vos pilules, essayez de voir où et quand cela se produit. Est-ce au travail? Avant de vous coucher? Pendant les fins de semaine? Vous pourrez ainsi déterminer le moment particulier où vous oubliez le plus souvent de prendre vos pilules. Dans ce cas, suivez les suggestions suivantes.

Planifiez votre prise de pilules de façon à ce qu'elle s'accorde avec vos activités quotidiennes routinières

Profitez d'une activité routinière de votre vie quotidienne pour prendre vos médicaments, de sorte que vous le ferez toujours au même moment chaque jour; par exemple lorsque vous vous brossez les dents, que vous buvez votre café ou votre jus le matin. Et si vous devez en prendre plus d'une fois par jour, faites-le en même temps qu'une chose que vous répétez tous les jours. Ainsi, prendre vos médicaments deviendra une habitude comme les autres. Voici un exemple d'horaire que vous pourriez suivre :

- déjeuner : pilule(s) avec jus *avant* le repas;
- souper : pilule(s) avec eau ou lait *avant* le repas;
- coucher : pilule(s) avec eau *avant* le brossage de dents.

Nombreux sont les gens qui croient que les médicaments de types différents doivent être administrés séparément. En fait, il en est rarement ainsi. Par exemple, supposons que l'on vous ait prescrit trois médicaments différents pour traiter votre hypertension et que tous doivent être pris une fois par jour. Vous pouvez (et devriez) les prendre tous au même moment, à moins que votre médecin ou votre pharmacien ne vous conseille le contraire. Pour éviter la difficulté ou l'embarras d'avaler des remèdes lorsque vous êtes occupé à des activités extérieures ou que vous êtes dans des endroits publics, prenez l'habitude de le faire lorsque vous êtes à la maison.

Si vous devez prendre vos médicaments au travail, achetez, comme nous l'avons mentionné plus haut, une petite boîte pour pilules que vous garderez dans votre poche. Ce serait aussi une bonne chose d'en garder une provision supplémentaire dans votre voiture ou au travail pour les cas où vous oublieriez d'en apporter de la maison.

S'il vous arrive de vous rendre compte au bout de quelques heures que vous avez oublié de prendre vos médicaments, prenez-les immédiatement, à moins que la dose suivante ne soit due très prochainement. Par exemple, si vous découvrez au souper que vous n'avez pas pris vos pilules le matin et que les prochaines sont prévues pour le moment du coucher ou pour le lendemain matin, prenez immédiatement la dose que vous avez manquée.

Évitez de tomber à court de médicaments

Vous devez éviter de manquer de médicaments. Il peut arriver que le médecin n'en prescrive pas suffisamment pour que votre provision dure jusqu'à votre prochain rendez-vous, ou que vous en manquiez parce que vous avez dû remettre à plus tard une visite chez le médecin.

Peut-être vous dites-vous que le fait de cesser pendant quelques jours ne fera pas beaucoup de différence, ou que, après tout, votre organisme pourrait bien se reposer à l'occasion d'absorber des médicaments? Bien que cela puisse sembler sensé, ce n'est pas la bonne façon d'agir et c'est potentiellement dangereux. Premièrement, votre organisme a besoin des médicaments pour régulariser votre tension artérielle. Deuxièmement, supprimer soudainement la médication peut conduire à des montées vertigineuses et graves de votre pression, ce qui peut causer des dommages à l'organisme. Il est imprudent d'interrompre votre thérapie sans avoir pris conseil auprès de votre médecin et sans avoir soigneusement mesuré votre pression. Par conséquent, si vous prévoyez tomber à court de pilules avant votre prochain rendez-vous chez le médecin, faites renouveler votre prescription sans faute avant d'en manquer.

Voici quelques moyens d'éviter de manquer de pilules :

- Lorsque vous allez chez le médecin, ne quittez pas avant d'avoir obtenu une prescription qui vous durera au moins jusqu'au prochain rendez-vous.

- Lorsque vous partez en voyage ou en vacances, prenez soin d'apporter une provision suffisante de médicaments, et même un surplus, en prévision d'une prolongation inattendue de votre séjour. Mettez vos médicaments dans un coin de vos bagages où il vous sera facile de les prendre le moment venu.

- Si vous êtes sur le point de manquer de médicaments, appelez directement au bureau de votre médecin et donnez tous les détails concernant votre prescription ainsi que le numéro de téléphone du pharmacien, ou téléphonez au pharmacien et demandez-lui d'entrer en communication avec votre médecin pour le renouvellement de votre prescription. D'une façon ou d'une autre, il est prudent de prévoir deux ou trois jours pour le renouvellement d'une prescription. Mais s'il vous arrive de tomber à court de pilules avant que vous ne puissiez joindre votre médecin ou l'avertir du problème, votre pharmacien pourrait vous en fournir une quantité qui vous permettra d'attendre le moment où vous pourrez communiquer avec votre médecin.

Voilà bien un cas où il convient de dire qu'«il vaut mieux prévenir que guérir». C'est toujours une bonne chose de renouveler sa prescription longtemps avant qu'elle ne soit épuisée; on évite ainsi les embêtements d'avoir à courir à la dernière minute pour s'en procurer.

Gardez sur vous en tout temps une liste à jour de vos médicaments

Nous vous conseillons de porter dans votre sac ou votre portefeuille un registre à jour des médicaments qui vous sont prescrits, et cela pour plusieurs raisons. D'abord, vous vous sentirez peut-être plus à l'aise pour suivre une médication si vous êtes renseigné à son sujet. Puis, en cas d'accident ou de maladie qui nécessiteraient des soins d'urgence, ces renseignements pourraient être d'une importance vitale pour vous. Cette liste pourrait s'avérer fort utile dans le cas où vous auriez perdu ou égaré vos pilules, comme lorsque vous n'êtes pas chez vous par exemple, et transformer en un simple inconvénient ce qui autrement aurait pu tourner au désastre. Si, pour quelque raison que ce soit, vous changez de médecin, ou si vous devez en voir un autre au sujet d'un problème quelconque, y compris votre hypertension, ce médecin devra savoir exactement quelle thérapie vous suivez. Vous pourrez aussi utiliser votre liste pour vérifier sur l'étiquette l'exactitude de la prescription lorsque vous renouvellerez celle-ci. Une erreur pourrait s'être glissée, les médecins et les pharmaciens étant humains comme tout le monde. Ils préféreront sûrement que la faute leur soit signalée avant que vous n'ayez à en souffrir.

Pour faciliter l'application de cette méthode, demandez à votre médecin ou à votre pharmacien d'écrire le nom de vos médicaments sur un bout de papier ou sur une carte. Ou encore, copiez vous-même les renseignements qui figurent sur les bouteilles de pilules. Il va sans dire que vous devrez réviser cette liste chaque fois que vos médicaments seront changés.

Ne quittez jamais le bureau du médecin sans avoir obtenu un prochain rendez-vous

Il est très important de ne jamais quitter le bureau du médecin sans avoir pris un prochain rendez-vous. Puis, autant que possible, ne manquez jamais une visite. Les gens deviennent facilement négligents sur ce point, et c'est le plus souvent la cause de l'échec du traitement de l'hypertension. Si la date et l'heure de votre prochain rendez-vous n'ont pas été fixées, il y a de bonnes chances pour que vous oubliiez de le faire plus tard. Il peut arriver que vous ne connaissiez pas votre emploi du temps assez longtemps d'avance pour arrêter une date ou une heure. Dans ce cas, il vaut quand même mieux prendre un rendez-vous pour le jour qui vous semble le plus opportun, puis, s'il le faut, l'annuler et en fixer un nouveau.

Avec la vie active et chargée que mènent la plupart d'entre nous, il devient parfois difficile de nous rappeler nos rendez-vous. Cela pose un plus grand problème encore s'ils sont fixés plusieurs semaines, voire plusieurs mois à l'avance. Si le bureau de votre médecin n'est pas équipé d'un système automatique de rappel (et la plupart ne le sont pas), alors tâchez de vous en inventer un vous-même. Chaque fois que vous allez chez le médecin, prenez soin de consigner par écrit les détails concernant votre prochain rendez-vous avant de quitter le bureau. Même si la personne à l'accueil vous offre la «possibilité» de téléphoner plus tard pour fixer la date de votre prochaine visite, demandez qu'on vous la donne tout de suite si cela est possible. Sinon, faites une marque sur le calendrier ou collez un aide-mémoire sur le réfrigérateur. Il vaut mieux noter le mois et la date, et ne pas écrire seulement «dans deux mois», car vous pouvez facilement oublier de quels mois il s'agit. Lorsque la date de votre rendez-vous approche, téléphonez au bureau du médecin pour le confirmer.

À propos, si vous manquez un rendez-vous, il est peu probable que le personnel du bureau vous téléphone. La plupart des médecins considèrent que c'est votre responsabilité de prendre un nouveau rendez-vous.

Vérifiez régulièrement votre pression

Plusieurs personnes trouvent utile de savoir comment se comporte leur tension artérielle. C'est une façon d'obtenir des indications sur l'évolution de votre condition qui peuvent vous motiver à persister dans vos efforts à suivre le traitement, et de guider le médecin dans les modifications qu'il pourrait devoir y apporter.

En plus des mesures de pression prises par le médecin à son bureau, vous pouvez en obtenir d'autres au travail s'il y a une infirmière ou du personnel médical sur place. Certains médecins permettent aux patients (et même les y encouragent) de passer à la clinique pour une vérification rapide de leur pression par l'infirmière. Prenez note de toutes ces lectures et transmettez-les à votre médecin à votre prochaine visite. En plus de vous renseigner sur l'évolution de votre condition, ces mesures seront utiles au médecin s'il désire modifier votre médication. C'est une précaution utile, car la tension artérielle varie beaucoup d'une fois à l'autre, et les lectures prises à l'extérieur du bureau du médecin reflètent souvent plus fidèlement votre pression véritable. Plus votre médecin aura de mesures de votre pression à sa disposition, plus il lui sera facile d'instituer la bonne thérapie.

Prenez vous-même la mesure de votre pression

Nombreuses sont les personnes atteintes d'hypertension qui auraient intérêt à se procurer un appareil pour mesurer elles-mêmes leur pression à la maison. La Coalition canadienne pour la prévention et le traitement de l'hypertension recommande l'application de cette pratique, sous la surveillance d'un professionnel de la santé, aux patients suivants :

- Ceux qui présentent une pression variable ou élevée dans le bureau du professionnel de la santé.

- Ceux dont l'hypertension est difficile à maîtriser.

- Ceux qui désirent participer davantage à leur thérapie.

- Ceux qui ont besoin d'une évaluation de leur traitement antihypertenseur (remède contre l'hypertension) en raison d'inquiétudes au sujet des chutes excessives de leur pression ou de la durée insuffisante de l'effet du médicament.

Certaines personnes affichent une pression élevée lorsque celle-ci est vérifiée par le médecin, et normale lorsqu'elle est mesurée à la maison ou au travail. Nous avons appris à ne pas trop nous inquiéter devant ces cas d'hypertension iatrogène (en réaction à la présence du médecin) et à nous guider surtout sur la moyenne de plusieurs lectures. C'est pourquoi les mesures de pression faites à la maison sont si précieuses. Elles permettent de déceler les véritables cas d'hypertension.

Si votre médecin vous a suggéré de mesurer votre pression à la maison, ou si vous voyez vous-même un intérêt à la chose, la première question qui vous viendra à l'esprit sera : Quel appareil devrais-je me procurer et où puis-je l'obtenir? Bonne question! L'un des types d'appareils offerts est un manomètre à colonne de mercure, appelé techniquement *sphygmomanomètre à mercure* (voir figure 1). La plupart des gens y reconnaîtront le type le plus couramment utilisé par les professionnels de la santé. Le deuxième type de manomètre le plus répandu est le *sphygmomanomètre anéroïde*, lequel est généralement muni d'un cadran circulaire plutôt que d'une colonne de mercure (voir figure 2). Dans les deux cas, il est nécessaire d'utiliser un stéthoscope.

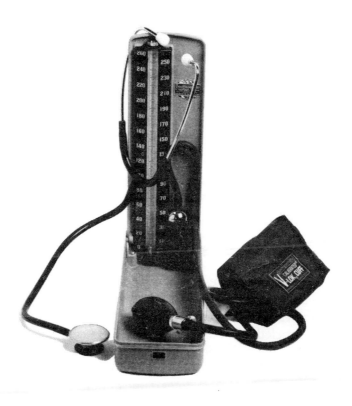

~ **Figure 1 : Sphygmomanomètre à mercure.**

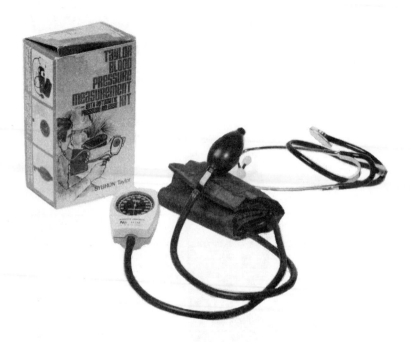

* **Figure 2 : Sphygmomanomètre anéroïde.**

De nombreux autres appareils, destinés également à l'usage domestique, sont offerts sur le marché. Plusieurs possèdent l'affichage numérique, et la plupart peuvent être utilisés sans stéthoscope. Certains gonflent et dégonflent le manchon automatiquement. D'autres types d'appareils impriment le pouls, les pressions systolique et diastolique, la date, l'heure, et sont même dotés d'une horloge avec alarme.

En raison du peu de fiabilité de plusieurs de ces instruments, nous croyons utile de vous donner quelques conseils sur l'achat d'un appareil et de vous signaler d'autres sources de renseignements à ce sujet.

Le type d'appareil le plus fiable et le plus précis, lorsqu'il est utilisé de façon appropriée, est le sphygmomanomètre à mercure. Cet appareil est la norme de référence pour les autres types de manomètres. Les appareils à mercure de marque Baumanometer ont une bonne réputation, et pour seulement 100 $ vous pouvez en acheter un pour la maison chez un fournisseur de matériel chirurgical. Le principal inconvénient de ces types d'appareils est qu'ils sont encombrants et passablement lourds, et que le mercure, substance potentiellement très toxique, peut se répandre si le manomètre est tourné à l'envers ou brisé. À cela s'ajoute l'obligation d'utiliser un stéthoscope, de le placer correctement sur le bras et d'écouter les bruits du sang dans les artères pendant que vous lisez la pression sur l'indicateur et que, en même temps, vous dégonflez le manchon enroulé autour de votre bras. Cependant, si vous désirez faire les choses comme il le faut, c'est la bonne façon de le faire.

Un bon manomètre anéroïde est probablement le deuxième appareil le plus souvent recommandé. Il possède l'avantage d'être beaucoup plus petit et plus facile à manipuler que le premier, et il ne présente pas le risque d'un dégât au mercure. Cependant, avec le manomètre anéroïde, l'on doit aussi utiliser le stéthoscope et manier des valves pour dégonfler le manchon en même temps que l'on prend la lecture sur le cadran. L'autre inconvénient réside dans la fragilité de l'appareil, qui, s'il est échappé ou utilisé brutalement, peut perdre sa précision, et la seule façon de vérifier celle-ci est de le rapporter chez le fournisseur ou chez le médecin, et de le faire calibrer à nouveau à l'aide d'un (vous l'avez deviné) sphygmomanomètre à mercure.

Pour mesurer correctement votre pression à l'aide de ces deux appareils, vous devez vous pratiquer. Le tableau 1 explique les étapes de la méthode approuvée de mesure de la tension artérielle avec les appareils anéroïdes et à mercure, mais il est probable que vous devrez apprendre auprès d'une personne rompue à l'usage de ces manomètres. Ne vous découragez pas si vous avez de la difficulté au début; la plupart des médecins et infirmières n'y entendaient rien eux non plus lorsqu'ils ont essayé pour la première fois!

Que dire maintenant de tous les autres appareils fantaisistes que vous voyez annoncés (comme celui de la figure 3) dans les catalogues des magasins à rayons, les pharmacies, les boutiques d'électronique et même dans l'enveloppe de votre compte de carte de crédit Shell ou autre? Certes, ils sont attrayants, techniquement avancés et simples à utiliser, et se passent généralement d'un stéthoscope. S'ils étaient aussi précis que leur affichage numérique le laisse croire, ils constitueraient la solution idéale, surtout pour les gens dont l'ouïe est affaiblie. Mais attention! Plusieurs de ces appareils sont tellement imprécis qu'ils peuvent présenter un réel danger. En revanche, les appareils automatiques et simples à utiliser peuvent offrir tellement d'avantages qu'il est difficile de les rejeter d'emblée.

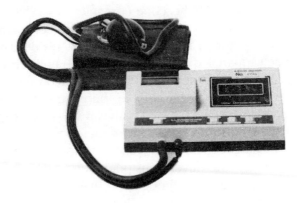

Figure 3 : Appareil numérique pour la mesure de la pression.

Il existe de nombreux articles que vous pouvez consulter si vous désirez acheter un appareil de mesure de pression. (Les renseignements à ce sujet sont donnés dans la bibliographie à la fin de ce chapitre.) L'Association canadienne des consommateurs (ACC) a publié un article sur les appareils électroniques de mesure de pression dans le numéro de février 1987 de la revue *Canadian Consumer*. En mai 1987, le Consumers' Union of the United States a publié un article semblable dans son magazine *Consumers Reports*. Ces deux articles sont sans doute disponibles à la bibliothèque publique de votre quartier, et nous vous conseillons de les lire avant d'acheter votre appareil.

Si vous désirez vous renseigner davantage sur les appareils domestiques de mesure de pression, vous pouvez consulter l'article que nous avons publié dans le *Journal of Hypertension* en février 1989. Cependant, cette revue peut être plus difficile à obtenir. Nous avons testé 23 appareils différents, dont les prix de détail suggérés variaient de 40 $ à 300 $. Parmi les marques recommandées, on compte Almedic, Astropulse, Lumiscope, Radio Shack, Sunbeam et Tyco.

Autres détails à connaître :

- Les appareils munis d'un microphone comme dispositif d'écoute doivent être placés sur le bras avec plus de précaution que ceux qui sont munis d'un oscillomètre (deuxième sac gonflable à l'intérieur du manchon).

- Tout manchon d'appareil servant à l'automesure de la pression devrait être conçu de façon à ce qu'il puisse être mis en place d'une seule main. La plupart possèdent un anneau en forme de D servant à retenir des attaches en Velcro, lesquelles facilitent l'enroulement du manchon.

- Les machines électroniques peuvent donner des lectures erratiques lorsque les piles faiblissent, et cela se produit généralement *avant* que l'indicateur de niveau de piles ne vous avertisse que ces dernières doivent être changées.

- Bien que ces appareils soient livrés avec un mode d'emploi bien présenté, il est très important que vous vous fassiez expliquer leur maniement par une personne expérimentée, comme votre médecin ou une infirmière.

- Prenez soin de vous procurer un manchon de grandeur appropriée (voir tableau 1).

- La plupart des appareils électroniques sont très délicats, et s'ils vous échappent des mains, vous devrez faire vérifier leur précision.

- Il est très difficile d'obtenir des lectures précises avec des appareils automatiques de mesure de pression lorsque votre pouls est irrégulier ou très lent.

- Si vous achetez un appareil, insistez sur votre droit de le retourner si vous ne pouvez en tirer des lectures fiables à la maison ou s'il semble imprécis lorsque vous comparez ses lectures avec celles de l'appareil du médecin.

Tableau 1 : Comment prendre la mesure de la pression sanguine.

1. Si vous utilisez un sphygmomanomètre à mercure, le haut de la colonne devrait être à la hauteur des yeux.

2. Utilisez un manchon de grandeur appropriée enroulé autour du bras moyen :

Bras d'un adulte (circonférence)	Grandeur du sac
moins de 33 cm	12 x 23 cm
33 à 41 cm	15 x 33 cm
plus de 41 cm	18 x 36 cm

3. Placez la bordure du manchon à 3 cm au-dessus du pli de votre coude et le sac centré juste à l'intérieur de votre biceps. Prenez une position confortable et gardez votre bras découvert et bien supporté.

4. Appuyez la plaque réceptrice du stéthoscope délicatement mais fermement sur la partie intérieure de votre biceps, juste au-dessous du manchon. (Si vous pressez cette zone avec vos doigts, vous devriez pouvoir sentir l'artère brachiale sur le côté interne de votre biceps, juste au-dessus du pli du coude.)

5. Faites monter la pression dans le manchon à environ 30 mm de Hg au-dessus de votre pression systolique normale.

6. Ouvrez la valve d'évacuation pour laisser sortir l'air lentement (environ 2 mm par seconde).

7. Notez la pression systolique (2 mm au-dessus du point où vous percevez clairement un bruit de battement) et la pression diastolique (2 mm au-dessus du point correspondant à l'extinction des bruits du cœur).

8. Ne tenez pas compte des battements ou bruits autres que ceux du mouvement régulier du cœur.

9. Si vous laissez le manchon partiellement gonflé trop longtemps, les bruits pourraient disparaître en raison d'une congestion veineuse. Pour éviter cela, vous devriez laisser s'écouler au moins 30 secondes entre les lectures. Si les bruits sont faibles, levez le bras et, en encerclant le poignet avec l'autre main, forcez la circulation du sang vers le manchon en glissant vos doigts fermement et par saccades le long de l'avant-bras. Puis, en tenant toujours votre bras élevé, gonflez le manchon. Abaissez votre bras et prenez la lecture.

10. Si la pression est constamment plus élevée dans un bras que dans l'autre, utilisez celui qui donne la pression la plus élevée.

Si vous prenez des lectures de votre pression entre vos visites chez le médecin, ne manquez pas de noter aussi la date et l'heure et de montrer ces résultats au médecin. Sur un calendrier de poche, vous pouvez noter votre pression, les pilules que vous n'avez pas prises et tout effet secondaire que vous croyez lié à votre médication. Ainsi, vous pourrez discuter rapidement de tout cela avec votre médecin.

La pression sanguine varie de façon appréciable d'un jour à l'autre, et même d'une heure à l'autre. Par exemple, votre pression pourrait être de 140/96 à une lecture et de 120/80 à la suivante. Il est plutôt normal que la pression diastolique (la lecture la plus basse des deux) varie de 20 mm de Hg, comme de 80 à 100 ou de 70 à 90. À cause de ces variations, la pression retenue est toujours la moyenne de plusieurs lectures obtenues au cours d'une période de plusieurs jours ou plusieurs semaines. C'est l'une des raisons pour lesquelles les mesures que vous faites vous-même à la maison sont si précieuses pour votre médecin. Ces lectures, si elles sont exactes, s'ajoutent aux renseignements nécessaires pour juger de votre pression sanguine moyenne.

Il est très important que vous sachiez que cette variabilité de la tension artérielle existe, de sorte que vous ne vous inquiéterez pas ni ne réagirez pas incorrectement à ce sujet.

N'essayez pas de modifier votre médication en vous fondant sur les lectures de pression que vous obtenez, et ne soyez pas surpris si votre pression augmente lorsque vous vous sentez bien ou si elle diminue lorsque vous vous sentez tendu. Fiez-vous à votre médecin pour l'interprétation de vos pressions, et dites-vous que les lectures que vous lui apportez lui facilitent le travail.

Si vous mesurez vous-même votre pression, vous devriez demander à votre médecin quel niveau de diminution vous devez viser. Pour la plupart des gens, le but est de maintenir la pression diastolique moyenne au-dessous de 90.

Établissez une relation de collaboration avec votre médecin

Comme il est prévu que vous devrez traiter votre hypertension toute votre vie, vous avez intérêt à établir une bonne relation avec votre médecin. Ainsi qu'il en est de toute relation, celle-ci requerra un effort mutuel pour porter fruit.

La majorité des patients souhaitent trouver un médecin sympathique, prêt à les écouter. Ne craignez pas de poser des questions sur votre condition. Certains médecins se sentiront pris de court ou mis sur la sellette, mais la plupart réagiront favorablement lorsqu'ils se rendront compte que vos questions et vos inquiétudes sont fondées. Par exemple, si, après que vous ayez suivi fidèlement votre traitement, votre pression persiste à demeurer élevée, il est tout à fait normal que vous demandiez à votre médecin si une autre thérapie pourrait être tentée.

Il est important de vous montrer honnête et ouvert envers votre médecin, et de collaborer avec lui. Cela vous permettra de tirer tous les bénéfices de la thérapie moderne, et ce travail d'équipe pourrait marquer le début d'une longue et gratifiante relation. Puis, les compliments étant toujours appréciés, si vous êtes satisfait des soins que vous recevez, dites-le à votre médecin — cela lui fera plaisir. Mais si vous trouvez que vous ne pouvez pas communiquer avec votre médecin ou qu'il ne montre pas d'intérêt à vos questions ou qu'il n'y répond pas, cherchez-en un autre. Après tout, chacun a sa personnalité, et il faut parfois du temps pour créer un climat de confiance.

RÉFÉRENCES

«Blood pressure monitors». *Consumers Reports*, mai 1987, pp. 314-319.

CANADIAN COALITION FOR HIGH BLOOD PRESSURE PREVENTION AND CONTROL. «Recommendations on self-measurement of blood pressure». *Canadian Medical Association Journal,* vol. 138, n° 12, juin 1988, pp. 1093-1096.

«Electronic blood pressure monitors». *Canadian Consumer,* février 1987, pp. 21-24.

EVANS, C.E., R.B. HAYNES, C.H. GOLDSMITH and S.A. HEWSON. «Home blood pressure measuring devices: A comparative study of accuracy». *Journal of Hypertension,* vol. 7, 1989, pp.133-142.

Index

Oui!

Je désire appuyer les programmes de recherche, de traitement et de sensibilisation du public qu'administre la Société canadienne d'hypertension artérielle (S.C.H.A.). (Cette société, fondée en 1979, est un organisme à but non lucratif; votre appui est grandement apprécié, et un reçu pour fins d'impôt vous sera expédié.)

Veuillez trouver ci-joint un chèque ou mandat-poste établi à l'ordre de la SOCIÉTÉ CANADIENNE D'HYPERTENSION ARTÉRIELLE au montant de :

☐ 10 $ ☐ 25 $ ☐ 50 $ ☐ 100 $ autre_____ $

J'aimerais aussi recevoir un exemplaire gratuit du bulletin trimestriel de la S.C.H.A., *Hypertension Canada*.

☐ Oui   ☐ Non

Voici mon nom et mon adresse postale :

Nom _____

Adresse _____

_____

ENVOYER À L'ADRESSE SUIVANTE :

Dr E. Schiffrin
Secrétaire-trésorier
Institut de recherches cliniques de Montréal
110, avenue des Pins ouest
Montréal, Québec
H2W 1R7

k e n t   h u m p h r e y s

SHEPHERDING
HORSES

Understanding God's Plan for Transforming Leaders

f o r w a r d

It seems that every pastor begins his vocational ministry with his cross hairs aimed at growing his church, and I was no exception. Like most pastors, I went to many "church growth" seminars and conferences, with the honest intent of growing our church. The idea, in short, being to try to get people on the outside to come inside and be "one of us", isolating them from the outside as much as possible. Now, after twelve years at the church I now serve as pastor, God has done a work in my heart to understand that the work of the church is not just the programs that occur inside the buildings of the local congregation, but the ministries that God gives the church members out in their worlds of work and community.

Jesus said, *"I will build my church"*, so the burden is off of me to do that. In fact, church growth can be the best way to limit Kingdom growth for our Lord. That is like saying to your best sales reps, "keep the store stocked well so when they come through the doors we can sell them our product". The problem is that unchurched people are not "charging the doors" of the church for a deal. I've learned that you can not get a harvest without planting the seeds. Our communities and work places aren't seeded very well, and the result is that very little growth is taking place in most churches. Our culture is fast becoming more secular because the American church particularly has become "ingrown".

The fact is, Jesus trained, equipped, encouraged, and then left the best sales reps (his horses) in charge of the store...to do one thing...take the gospel **out** to where the people were, to live it, demonstrate it and expect a harvest. From that He would "build His church".

So what practical steps can we as "pastor leaders" take to model what Jesus did, equipping and encouraging our workplace leaders to demonstrate this same "GOOD NEWS" to our world outside? How do I, as a pastor, equip the *"sheep"* (most of the congregation) and encourage the *"horses"* (that small group of leaders within each congregation) to focus on their part of the Kingdom and let Jesus build His church? Kent

Humphreys has made this seemingly difficult process into an understandable and workable one.

It has been with great anticipation that I have waited for a book like this one to be available to myself and other pastors, a book that is filled with not only Biblical principles, but practical steps explaining how to understand, have a relationship with, and equip the business and community leaders in our congregations.

I have been Kent's pastor for twelve years, and I can attest to the fact that Kent lives what he teaches, and that he has blessed thousands of pastors with his heart to help them understand "horses" like himself. He is definitely a "horse" in my congregation that understands his ministry out in his sphere of influence, and who enriches, strengthens and enlarges our congregation because of it.

Pastors, there are a lot more of them than there are of us. Train them and send them out!
And be ready for your church to grow!

Pastor Ray Ivey
Cherokee Hills Baptist Church
Oklahoma City, Oklahoma

Published by
Lifestyle Impact Ministries
Kent Humphreys
PO Box 271054
Oklahoma City, OK 73137-1054
Phone: 405-949-0070 x102 or 405-917-1681 x102
Email: kent@fcci.org or khumphreys@ahpartners.com
Website: www.lifestyleimpact.com

© 2010 by Kent Humphreys, First published in paperback 2006

Book design: C R Design, Charles Rogez, 405-550-9176

Some of the anecdotal illustrations in this book are true to life and are included with the permission of the persons involved. All other illustrations are composites of real situations, and any resemblance to people living or dead is coincidental.

Unless otherwise identified, all Scripture quotations in this publication are taken from the HOLY BIBLE: NEW INTERNATIONAL VERSION® (NIV®). Copyright © 1973, 1978, 1984 by International Bible Society. Used by permission of Zondervan Publishing House. All rights reserved. Other versions used include: the New American Standard Bible (NASB), © The Lockman Foundation 1960, 1962, 1963, 1968, 1971, 1972, 1973, 1975, 1977; The New Testament in Modern English (PH), J. B. Phillips Translator, © J. B. Phillips 1958, 1960, 1972, used by permission of Macmillan Publishing Company; THE MESSAGE (MSG). Copyright © 1993, 1994, 1995, 1996, 2000, 2001, 2002. Used by permission of NavPress Publishing Group; The Living Bible (TLB), Copyright © 1971, used by permission of Tyndale House Publishers, Inc., Wheaton, IL 60189, all rights reserved; and the Good News Bible Today's English Version (TEV), copyright © American Bible Society 1966, 1971, 1976.

Humphreys, Kent.
 Shepherding Horses - Understanding God's Plan for Transforming Leaders
Includes bibliographical references.
 ISBN 1-57683-355-0
 1. Evangelistic work. 2. Witness bearing (Christianity) 3. Work--Religious aspects--
Christianity. I. Title.

ISBN: 978-0-9843575-1-2

9 780984 357512

t a b l e   o f
c o n t e n t s

*Scripture is taken from the New International Version
unless otherwise indicated in the text*

SHEPHERDING HORSES

Kent, My dear brother in Christ...

My name is Jeremy Dawson. I'm the Indian bald bloke who sat in the first row on your right at the conference today.

I can't thank you enough for helping me understand men in the work place... horses...

It all fell together so perfectly and now it makes sense. I pastor a church that is by design at least 20 - 30 percent horses. They would just sit there and not do a thing about what I was saying. Finally I realize why I have been so frustrated. I especially thank you, along with many others, I'm sure, for guiding me to the right question...

Brother Kent, do I have your permission to teach this to leaders and pastors across India as I train and equip them?

Thank you for your labour in the Lord.

Yours in Him,
Jeremy

Rev. Jeremy A Dawson
Pastor - Central Delhi Congregation
Delhi Bible Fellowship (*used by permission)

Dear Reader,

You cannot imagine the encouragement it was to receive this e-mail following a speaking engagement in Singapore, during which I shared the contents of this book to seven hundred pastors and church leaders from seventeen countries. Responses such as this one gave me the motivation to pursue God's prompting in my spirit to put these ideas in writing. This book is the result of that effort, and I pray that the contents will both challenge and encourage your heart to understand, equip, and send the community leaders in your congregation to do the work of the church out in the world in which they live and work. I pray that your own heart, your church, and your city will never be the same.

God Bless His Church and
His ministry through you,

Kent Humphreys

"DO YOU GIVE THE

HORSE

HIS STRENGTH, OR

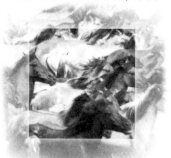

CLOTHE

HIS NECK WITH A
FLOWING MANE?"

Job 39:19

c h a p t e R   o n e

SHEPHERDING
HORSES

THE ALLEGORY

I would like to take the liberty of writing this book as if we were having a conversation, you, the readers, and me. I would further like permission to use both allegory and image to paint a mental picture. The picture is that of a shepherd, tending his herd of sheep, into which some wild horses have infiltrated. In our allegory, the shepherd is the pastor, the sheep are most of the members of his congregation, and the horses are the strong workplace leaders within the church. They may or may not be leaders in the organization of their church, but they are leaders in their sphere of influence outside of the church.

Let me make very clear who these horses are amongst your flock. By strong leaders I do not intend to convey that every leader fits into this category. These "horses" are the small minority of men and women, who, by their nature, are naturally dominant individuals. They are often found as owners or CEOs in business, and often leaders in the community, perhaps even politically. They love to start things, and one of their most visible characteristics is a desire to control. If they are in a group, they want to be in charge. The way they exhibit such behavior in a church setting is that they avoid most programs when they are not in charge. They will acquiesce to a leader with more authority, so they will sit under your preaching, and they may be chairman of the personnel or finance committee (areas where they feel comfortable to exert control and leadership), but they will probably show little support for other programs and functions in the church. These are not just leaders; they are strong, confident, intimidating type "A" leaders.

There are other leaders in your church, of course, but they are not as wild as these horses. Your flock is full of leadership of all types, but for the purpose of our allegory, everyone who isn't one of these "wild horses", we are calling "sheep". Neither is better than the other; they are just different. The purpose of this book is to help you, Pastor, understand these wild ones, and learn to train them to come under God's control and become the ministers in their world that God intends for them to be. You see, the "sheep" are characterized by a desire to fit in – to be part of the family. They are happy to sit under your preaching; they even pay attention and try to apply the principles to their lives. When it is time to sign up for small group Bible Studies, they do. They come, participate, and benefit. Although all members of your church need to be taught and discipled (trained), the "sheep" just seem easier to reach than the wild horses.

After reading this far, you may be asking yourself why it is important for you to understand or work with such a small group within your church. There are at least two reasons. First, they simply can not be trained using methods that work for most, so methods must be used that work for them. Secondly, these individuals have key positions of influence and leadership in the community, in their marketplaces, and in their churches. Your mission is to train them to use that influence for godly purposes, to reach the people in such places for the Lord. The horses need to realize that their positions are actually places of ministry, not just platforms for their own gain, and you are the one to guide them.

Some of you, Readers, are shepherd pastors. You may have been to seminary, where you were given much instruction as to the care, guidance, protection, and feeding of sheep. You have since been awakened to the fact that the seminary did little if any preparation for you in the training of horses. They are wild stallions and mares of all shapes and varieties, who tend to snort, paw the ground, sometimes cause chaos, and generally do not listen or react in a quiet compliant manner. What are you to do with them?

Some of you, Readers, are horses. You are a leader by personality, by background, and by experience. When you attend church with the sheep, you feel awkward, as if you do not quite fit in. You may have a leadership position in the church, but your passion is probably aimed at what you do outside of the church walls.

A few of you, Readers, are sheep. (I say a few because this book was written primarily to Pastors, but a few of you sheep may be peeking in.) You are a loyal member in the church, you support the Pastor, and you follow his shepherding; but you may wonder at times about those horses because of the wild things they do and the chaos they can create.

Some of you are sheep, some of you are shepherds, some of you are horses, and a few of you are a combination. I have a friend, Shawn, who is from Beijing, China. Shawn is both a shepherd and a horse. He leads a house church in Beijing, and he is also a business leader. He represents a whole new category of shepherd horses around the world. Let's look more specifically at shepherding horses.

THE HORSES

Almost every summer my extended family makes a trip to Colorado to ride horses at a ranch hidden in a beautiful valley, nestled in the spectacular Rocky Mountains. During that week, each of us learns to know the unique personality of our horse. Their names are as varied as their riders. It seems fitting when Davidene, my wife, gets to ride "Calamity Jane" or when I ride "Bid Daddy". The pre-school aged grandchildren always get led around on the elderly chestnut mare "Flicka", or the stately, if ancient, white gentleman, "Borax". It is an adventure for all.

We have learned over the years that the key to having fun, whether loping up trails or walking through trees, is control. When the rider has the horse under control, it is a good experience. The wranglers tell the guests that speed is not the important thing; control is paramount to everything else. For a "dude", who rides for only one week a year, this can be an interesting challenge. Some of the guests are expert riders, but even they can have problems if a horse exerts his independence, or spooks and bolts unexpectedly. We are constantly reminded that horses are powerful, and the rider must remain in control regardless of how small he is compared to this magnificent animal.

With that scene as the backdrop to our thoughts, let's shift to the image of the pastor shepherd and his congregation flock. It is true that ALL of us are like sheep (Isaiah 53) and have gone our own rebellious way. God has laid all of our sin upon His Son, the perfect lamb of sacrifice. In that sense, all of us are like sheep who are in desperate need of a shepherd and savior. In our analogy, most sheep in the flock will follow the shepherd. The pastor may have to care for them, guide them, and rescue them constantly, but they will respond to him. However, as a shepherd, he has a dual responsibility to train his horses concurrently with leading his sheep. It is not a choice. If he ignores them, the horses will still be there, depositing manure on the floor of the church (horses are messy individuals). But remember, there is great blessing in training them. If they are trained, horses will multiply the ministry of the church and of God's work in the marketplace and community. Let's now look at what it takes to train a horse.

THE TRAINING

My nephew, Zac Parrington of Topeka, Kansas, trains horses. He has been doing this since he was a young kid. Not only does he train his own, which he uses in rodeo events, but he also trains four to six horses at a time for other people. I asked Zac to share with me the key steps he uses in training the horses. He shared with me the simple process that takes him only thirty days to complete.

1. *The first step involves earning the trust of the horse. Zac says that the goal is to make the horse want to do the things you desire for him to do. You must convince him that you have his best interest at heart. How is that done? The initial step involves slow and quiet approach, quiet talking and touching, and getting very close to the horse. Let him see in your eyes, and you look into his. He will SEE and experience that he can trust. You do not make quick or sudden moves at this point, because he is cautious and can be fearful. He quiets down and begins to pay attention to what you want as he learns that you are not there to hurt him.*

> What does this process look like with a pastor and a workplace leader? First, Pastor, approach him or her without an agenda except to get to know him. Ask him out to lunch. He may fall down out of complete surprise, and when he picks himself up, he will probably be suspicious that you either want money, or want him to take a job in a church program. Assure him that is not the case. He may worry about why you want to see him one on one, but that worry will be quickly dissolved. Meet him at his place of work, not at yours, and take him to eat. While there, ask about himself and his work. Get to know him, how he thinks, what he likes to do, and what his aspirations are. Show interest with questions about him and his family. Do not bring up the church or its programs. If he asks about them, answer his question quickly and get off the subject. This will convince him that your agenda really is just to get to know him better. An ability to trust in this relationship will have been started.

2. *The second step is to let the horse think that "getting under control" with a bridle and a saddle is a good idea. You want to be firm, but you must allow room for the horse to think for himself. While he thinks he wants to be free to roam the pastures and hills, you want to make him a roping horse. You must convince the horse that training for a new goal (roping) is good for him, so that it becomes HIS choice.*

> Does this sound like an impossible task with the horses of your congregation? Without God's intervention, it certainly is. But as you spend time with a leader, allowing him to get close to your life (which he is now watching closely) you will have the opportunity to model how God intends for us to do life. The "horse" will get to know you on a deeper level, willing to listen as you teach him God's ways. He will learn what it means to walk and live daily with God, and the Holy Spirit will become the bridle and bit that controls and moves him.

3. *Finally, the trainer must prepare him for the distractions of life. Zac rides the horse next to cars, close to wildlife, and takes him for a ride in a trailer. He is patient and gives these exercises plenty of time. The objective is to get the horse to stay focused, even when there are distractions.*

> Pastor, this is such an important lesson for your horses. They live in a world of distractions that would pull them from God's way. While your 'business', the church, is run from a Biblical perspective, theirs usually is not. Their world is chaotic, filled with temptations and people who are fearful and angry. How can they walk in such a world, touching these very people with God's love, and not lose their

focus on God? Train them by coming along side them in their world, helping them to see the "cars" that could hit them, the wildlife that would corrupt them, and God's pathway for their lives. Be there with them, experiencing with them, patiently and firmly showing them a new way. (We will cover many practical ways to do this later in the book.)

In just thirty days, Zac is able to earn a horse's trust, get him under control, and prepare him to keep his focus even when distracted. It is a sobering thought that a trainer like Zac spends more "one on one" time training a horse in thirty days, than most pastors spend training a next generation leader over a period of years. Training takes time and individual attention, but is well worth it. It is exactly what Jesus did with His "horses".

The horse is the best example I can think of in trying to explain to you, a pastor, how leaders in the workplace think and respond. (As an entrepreneur CEO, I count myself among the horses.) By their personality, talent, gifting, background, and opportunities, they have been given great strength by God. However, this strength can be used for either good or evil. We horses live in a different world than you do, and have unique opportunities to multiply our influence; but we desperately need training and direction from our shepherds.

In God's Word we see which characteristics God uses when referring to horses. These characteristics will be the ones that you encounter while you are training your horses.

THE HORSES' CHARACTER

They Are Self-Sufficient

In Deuteronomy 17:16, the Bible says that the King of Israel , *"must not acquire great numbers of horses for himself or make the people to return to Egypt to get more of them, for the Lord has told you, 'You are not to go that way again.'"* Horses were a symbol of strength, and Egypt symbolized past life. God's people were not to depend on their own strength, but God's, and they were not to go back to their old life. Workplace leaders easily rely on their own strength instead of depending on God.

The trouble with leaders like me is that we are not dependent upon Christ, so we have to be broken. We need for you, as a pastor, to help us understand the brokenness process and learn from it. We are exposed to the pitfalls of power and lust and greed and success. If the honest truth be told, pastors have helped us remain self-sufficient and independent by allowing us to be comfortable giving money to the church without becoming disciples. The churches have allowed leaders who are successful in the marketplace to be exempt from the rules that limit other people because they have wealth, power, and influence. You, as a pastor, are often intimidated by that leader. What you don't know is that he is intimidated by you. He thinks that you are a spiritual person and that he is not. The situation exists, then, that the workplace leader is intimidated by the pastor and the pastor is intimidated by the workplace leader and the only place they get together is on the budget committee. The relationship you forge with this leader will bridge this gap for both of you.

They Are Affected By A Pagan Marketplace

2 Kings 23:11-12 *"He did away with the horses which the kings of Judah had given to the sun,... and he burned the chariots of the sun with fire."*

In 2 Kings the story is written of King Josiah cleansing the Temple. During the process, the horses were removed because they had been dedicated to the sun god. Horses were often used in pagan worship practices. This passage could remind us that many of your congregation must work in the pagan marketplace, one that does not follow the One True God.

Some of the horses in your congregations have become unholy and blemished because of their decisions working in a pagan environment, and some pastors shy away from them because of it. Those pastors want to stay just close enough to be able to "pastor" them, but not too close. The result is that, in some cases, the most unholy and needy people in the church do not get the same attention as the sheep, because regardless of how dirty the sheep are, they are easier to work with than the rebellious horses that the pastor does not understand.

They Are Strong And Fearless In Battle

God used horses as part of His answer to Job in Job 39:19-25. *"Do you give the horse his strength, or clothe his neck with a flowing mane? Do you make him leap like a locust, striking terror with his proud snorting? He paws fiercely, rejoicing in his strength, and charges into the fray. He laughs at fear, afraid of nothing; he does not shy away from the sword. The quiver rattles against his side, along with the flashing spear and lance. In frenzied excitement he eats up the ground; he cannot stand still when the trumpet sounds. At the blast of the trumpet he snorts, 'Aha!' He catches the scent of battle from afar, the shout of commanders and the battle cry…"*

God gives the horse his strength. The horse has great leaping ability and takes pride in his strength, just as the marketplace leaders who attend your church do. They have been carefully trained by years in the workplace to not show fear. The horse does not "shy away from the sword" of battle, and neither do the leaders. In fact, many of them thrive on it; they love the thrill of combat. These leaders enter the fray just as the horse does in "frenzied excitement". They, too, "cannot stand still". You probably already have some names popping into your mind as you think about the horses in your church, don't you?

It is only God who can turn an individual with an independent, stubborn, fearless spirit into one who is submissive, humble, and controlled by the "bit" of the Holy Spirit to do God's will and work in his world; however, God has chosen to use you as His change agent in many such lives. You are the gentle trainer who will help to bend this horses' heart to seek God in his life. A great Biblical example of this principle is seen in the life of Paul.

Of all of the horses in the Bible, Paul was among the wildest. He was strong in personality, passionate in his actions, couldn't keep still for a moment, was driven and intense, supremely confident in himself, and could not wait to get into battle! But God, the Almighty Shepherd, saw his heart. Saul was driven by a desire for justice and right. He truly believed, as a Roman, that Christians were a genuine threat to his beloved Rome. So he went out to kill them, to do his best to get rid of the threat. What happened next is an eternal example that God will do whatever it takes to get a man's attention and turn his heart toward Him.

God met him on the road to Damascus. In a blaze of light and glory, God forced Saul to see Him and to know who He was, and Saul became Paul, a forever changed man. Only God can do this in someone's heart. The moment of conversion is always between God and an individual. But even this wild stallion needed to be broken and humbled, and God uses other people to accomplish that work. In Paul's case, God had to keep Paul slowed down (probably the only slow time in his life), and he did this by allowing him to remain blind for a time. Paul may have thought that this was a catastrophe, a common way for us to view crises, but God knew that it was the beginning of the best part of Paul's life.

During this time, God brought a man, Ananias, to train this horse. Now Ananias wasn't too sure that he wanted the job; after all, "Saul" was on a mission to kill men such as him! But Ananias trusted that God would lead him one step at a time and show him what to do. (You may feel the same way with your horses, but God is faithful to guide the process if you are willing.) During this time, Paul learned how to have a personal relationship with God, and became a lover of God and of people.

Paul, of course, retained his horse-like traits throughout his life, but he was now a horse submissive to God and used mightily of Him. As one of God's shepherds, watch for these stallions and be ready to move along side of them to train them when God has made them ready. God will tell you which ones are ready, just as He told Ananias, and you can trust Him to guide you as you go.

They Create False Hopes

Psalms 33:17 teaches us that in spite of the great strength of the horse, it cannot always accomplish what we hope. "*A horse is a vain hope for deliverance; despite all its great strength it cannot save.*"

We in the workplace, we who are leaders, have so often given false hopes to our spouses, to our children, to our co-workers, to our pastors and to our church families. Out in our daily experiences between Sundays, people are constantly treating us as though we are important and valuable. We hear regularly what a good job we are doing. We feel strong, capable in ourselves, invincible. Praise directed to us breeds pride, and that pride easily carries over into spiritual pride as well. Every leader in the workplace must constantly learn the lesson that it is not our own strength that can accomplish true success or righteousness.

When our eyes are on the Lord and sensitive to His guidance, He can use our great strength in concert with His wishes. But when we feel that we can do things alone, without His direction, we fail and must come humbly back to Him.

They Represent Man's Effort Instead Of God's Provision

Isaiah 31:1 " *Woe to those who go down to Egypt for help and rely on horses, and trust in chariots because they are many, and in horsemen because they are very strong, But they do not look to the Holy One of Israel, nor seek the Lord!*"

There is a constant struggle that workplace leaders face. They are to be in the world, but not of it. They want to impact their culture, but not become like it. They must understand their gifts and talents, but not rely on them instead of on God. These talents and gifts are to be used for His glory alone. Their stubborn will must be broken, just like a horse's. Then they must daily submit to the guidance of the Holy Spirit. Finally, they must depend only on God's strength, not their own.

You see, we, as horses, need a lot of help. We are in trouble and out of control, and most of us do not even know it, (although we suspect it due to the stresses of our lives).

Jeremiah 8:6-7 says, "*No man repented of his wickedness, saying, 'What have I done?'*

Everyone turned to his course, like a horse charging into the battle. But my people do not know the ordinance of the Lord."

You, as a pastor/shepherd/horse trainer have been called to shepherd these stubborn horses. You have been called to train them to voluntarily submit to the guidance of the Holy Spirit. Only the Living God can equip you to this task, but He is able and ready to do just that. It is His work, and He will accomplish it – through you if you so choose.

One final thought:

When you get a few leaders trained and you allow them to use their gifts and abilities as leaders, then they will help you care for and equip the rest of the sheep and your schedule will become sensible. If you will give part of your life to a few horses, you will see them fulfilling their responsibilities in the church, in the community, and in the workplace. Then, while you are doing what God has called you to do, (to pastor, to teach, to equip), they will be helping you.

QUESTIONS

1. Are you spending most of your time with the sheep, or have you set aside some time for training and equipping the horses?

2. Which of the leaders (horses) in your church has recently been broken (by circumstances allowed by God), and now appears ready for some personalized training?

You see, what we, as horses, consider as adversity when we lose business, finances, our health, or other things, can be used by God to break and humble us. That is the kind of horse in whom you want to invest. You do not want to look just for the horse with the strongest personality, because he may not want God right now. The wealthiest one may not feel like he needs God. Wait for that person to have a crisis in his life and then build bridges of relationship with him or her.

3. Which leaders in your church appear to "have it all together", yet are still in need of a trainer?

They may be waiting for you to help them to go to the next level in their walk with God.

4. Are you willing to be a horse trainer?

It takes time, and it means making some decisions about how you use your time. A pastor with whom I recently had lunch said, "Kent, if I am going to be more of a horse trainer, it means I have got to stop doing some things in my present ministry to make the time." I replied, "Yes, Pastor, and one of the most difficult things about that is telling your congregation that you don't do those things any more. It changes your job description, and change frightens people. But you have to decide, 'Who is going to set my job description?' Let doing what Jesus did in His ministry be your example of how to pattern yours." In the next chapter, we will do exactly that — look at the things Jesus did to train horses as he shepherded sheep.

"DO YOU MAKE HIM
LEAP LIKE A LOCUST,
STRIKING
TERROR WITH HIS
PROUD SNORTING?

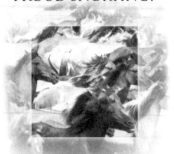

HE PAWS FIERCELY,
REJOICING
IN HIS STRENGTH,
AND CHARGES INTO
THE FRAY. HE LAUGHS
AT FEAR, AFRAID OF
NOTHING."

Job 39:20-22a

WHAT DID JESUS DO?

Jesus was, of course, the perfect shepherd, the Good Shepherd, who laid down His life for the sheep. He had perfect love, perfect purpose, and a perfect method to train His horses. If we follow His method, we will have God's blessing for success. Jesus did five things:

1. He told everyone to respond to the Good News

2. He taught many to understand God's principles

3. He trained some to do the work

4. He equipped a few to reproduce

5. He modeled a relationship with the Father

Let's look at these closely.

Jesus Told Everyone To Respond To The Good News

Mark 1:14-15 *"Jesus came into Galilee proclaiming the Gospel of God, saying, 'The time has come at last – the Kingdom of God has arrived. You must change your hearts and believe the good news.'"* (Phillips)

Mark 1:18 *"At once, they dropped their nets and followed Him."* (Phillips)

Mark 16:15 *"You must go out to the whole world and proclaim the Gospel to every creature."* (Phillips)

Whenever Jesus came into a community, He told everyone the good news, and that is why people immediately surrounded Him. We, as a church today, are doing a good job of sharing the good news of Jesus Christ through evangelism, church services, videos, newspapers, radio, television, internet, magazines, tracts, and so forth. Jesus told everyone.

Jesus Taught Many To Understand God's Principles

Mark 12:38 *"The vast crowd heard this with great delight, and Jesus continued His teaching."* (Phillips)

Mark 7:14-15 *"Listen to Me, all of you, and understand."* (New American Standard)

Mark 7:18 *"Are you so lacking in understanding, also?"* (New American Standard)

Jesus had large congregations listening to His teaching. He taught in the synagogues, and on the hillsides to upwards of five thousand people. He said that He was teaching for the purpose of understanding. Teaching provides an atmosphere that stimulates thinking. It answers the questions of "who" is to do the ministry and "what" they are to do. It is a mental exercise; therefore, it can result in personal change, or in just more knowledge. But it is always the starting point for change.

We are teaching in our churches, in conferences, on videos, in our families, and in our businesses. The church today is not only telling everyone the good news, but we are probably doing a better job of teaching than we have ever done.

Jesus Trained Some To Do The Work

Luke 10:1-2 *"The Lord commissioned seventy other disciples and sent them off in twos as advance parties into every town and district where He intended to go. 'There is a great harvest, but only a few are working in it, which means that you must pray to the Lord of the harvest that He will send out more reapers.'"* (Phillips)

Jesus trained up to seventy people to go out and actually do the work. The process He employed went like this: He told a truth so that they could hear it, He taught them something so that they could understand it, but He trained them so that they could do it. Does that make sense? An old, but true, saying states, "Telling is not teaching. Listening is not learning. You learn to do by doing." In other words, just because we tell something to someone, it doesn't mean we are teaching him. Just because he is listening, it doesn't mean he is learning. People learn to do by doing. Training has to do with doing.

Training provides an atmosphere in which individual change happens in a small group setting. Those involved are emotionally engaged into relationships with others in the training process. To many of you, training means a weekend seminar where you go for a day, or maybe a training seminar during the week. There may be some teaching at those events, but training involves learning how and when one is to do the things that he or she has been taught. It involves actually going and doing.

If a pastor is a teaching pastor, but is not enabling people to be trained by either him or someone else in his church, he is only accomplishing one aspect of what Jesus did. If a pastor is an evangelist and is on the radio and on television and is passing out tracks and telling many people the good news, but is not taking the people to the next step of teaching or the further step of training, then he is not completing what Jesus asked him to do. So, who are you training in your church? Jesus told everyone, he taught many, he trained some.

Notice this, as the size of the group decreases, there is less organization and more opportunity for relationship. When you are **telling** everyone in a large group context, there is no opportunity for personal relationships. If you are **teaching** many, you can teach principles, but can not have a personal relationship with each individual. When you start **training** you have less organization and deeper relationships. Finally, when you go to **one on one** equipping, you have very high relationship and extremely little organization.

We have a problem in our churches' model today because we haven't followed the model of Jesus. We are heavy on organization and large group structures, but we are not heavy on relationships coming through small group training. A friend of mine just today told me that he was in a church situation where the elders met regularly, but they had no strong relationships with each other; therefore, when a crisis came they were organizational but they were not relational. Most problems that you will have in your church will have little to do with the organization or structure; problems will have to do with relationships. The reason why we have relationship problems in our churches is because we are telling everyone, we are teaching many, we are training some, but we are not doing a good job of the last two things, equipping and modeling a personal relationship with God. The fourth thing that Jesus did was that He equipped a few to reproduce.

He Equipped A Few To Reproduce

Mark 14:17 *"Late in the evening, He arrived with the twelve…"*

Mark 14:33 *"He took with Him Peter, James, and John"* (Phillips)

Jesus set the pattern of equipping a very small group, twelve, and spending additional time and effort with only three. Equipping happens, I believe, within a group of one to twelve. Jesus gave us the model of the twelve because you can not equip a leader in a large group. The Greek word for equipping is first seen in Mark chapter one, and is translated "mending the nets". It means to take something that is not functioning and make it useable. That is what we are trying to do. When we equip a person, we are taking a person from the pew that is not functioning properly and making him to function correctly for God's use. One's will is motivated as he or she learns to make spiritual choices, and the questions of "where?" and "why?" of the spiritual walk are answered in the equipping process. Who are you giving your life to?

As an aside, Jesus not only equipped Peter, James, and John, but they became His most intimate friends. Those are the men He wanted close when His life took its hardest turn, the Garden of Gethsemane. Who are the people in your inner circle? When you approach the storms of life, who will be the people that you turn to? Are there three people that, if you had a crisis in your life, you would immediately call? Are there three people who care for your soul and who would minister to you? It may take you several years of relationships to find the people who will be in an inner circle, but every one of us needs to have a Peter, James, and John in our life. Pray for such people and seek them out. They may be people other than those you are equipping; they may not even live in your city. But find these folks and nurture these relationships.

Let's look at the final thing Jesus did.

Jesus Modeled A Relationship With His Father So That They Would Catch The Vision

Mark 1:35 "*In the early morning, while it was still dark, Jesus got up, left the house, and went away to a secluded place, and was praying there.*" (New American Standard)

Mark 14:35 "*Then He walked forward a little way and flung himself on the ground, praying that, if it was possible, He might not have to face the ordeal. 'Dear Father,' He said, 'all things are possible to you. Please – let me not have to drink this cup. Yet, not what I will, but what you will.'*" (Phillips)

The goal of all spiritual teaching and training and equipping is to enable men and women to walk with Jesus Christ. The focus is not on our mind, not on our emotion or even our will, but it is on our heart motives. When others watch your life, what do they see? Do you let them get close enough to see you as you really are? Jesus allowed the disciples to be close enough to see Him in His moment of crisis so that they could see His relationship with the Father.

If you are a pastor, you're a leader in your church. If you're a leader in the body of Christ, people are watching you live your life. They want to see how you react when things are going well and they watch how you handle life when you go through a crisis.

They watched what Jesus did in the crisis. They watched the relationship between the Father and the Son. Four times in John 17, Jesus' last prayer on behalf of His precious disciples, He prayed "that they may be one". He desired unity for them, and He allowed them to get close enough to Him that they learned by His model. Do you want unity in your church? Be a model of a man whose heart is wholly God's, and He will create unity.

It is easy to say that Jesus was perfect, so of course He wouldn't mind the disciples getting close. But what man among us wants people close enough to see that he is not perfect? God hasn't asked perfection of us. He has only asked for a seeking heart, one that fears the Lord. That heart He will honor, and that heart in a man will bring others closer to God.

The Bible says in Psalm 25, "*Where is the man who fears the Lord? God will teach him how to choose the best, and he shall live within God's circle of blessing and his children shall inherit the Earth. Friendship with God is reserved for those who reverence Him. With them alone, He shares the secrets of his promise."* (Psalm 25: 12-14)(Living) Where is the man who fears the Lord? God will teach him how to choose the best. Are you allowing people to see you choose the best? Are you allowing them to see the heart motives in your life? When others watch your life, what do they see? Do you let them get close enough to see you as you really are?

Peter, Jesus' Consummate Horse

Jesus' strongest horse was very probably Peter. He showed strong horse characteristic from the very first.

- He followed Jesus immediately, without looking back at his old life. Horses are like that. Whatever they are **focused** on is a commitment that they are passionate about.

- Peter was the first to understand and confess that Jesus was the Christ, the Son of the Living God. (Matthew 16:13-20) He had watched closely, thought about what he was seeing and hearing, and made a conclusion confirmed by God in his heart. He was **not afraid to voice** this belief, even if no one around him had the same understanding or belief.

- He was prone to **speaking before thinking**, and was **strongly opinionated** in doing so. His comments at the Mount of Transfiguration were a hysterical example. He just didn't get it, but he had an opinion about an action (of course) and voiced it without thinking. He should have been watching and worshipping, but, no, he was talking. God Almighty shut him up with His own voice declaring His approval of His Son.

- He was a man of **action**, and never one to shy away from a **fight**. Even in the Garden of Gethsemane, it was Peter who reached for a sword to defend Jesus, and in so doing only managed to cut off a man's ear. Jesus, still training His horse, explained to Peter that this event was happening according to God's will.

- The wind having been taken out of Peter's aggressive sails, he followed the "attack" with denial. He wanted to **act fearless**, but was indeed afraid. Horses do try to hide fear, and will do unimaginable things when faced with the collapse of their world.

- After Jesus' resurrection, the Shepherd and the horse were reconciled, and Jesus **commissioned him** to "shepherd his flock" in John 21:15-23. It is interesting that Peter was a horse who became a shepherd. He pastored the New Testament church with humility and God's wisdom, a completely transformed man. This is a current phenomenon as well. Many business leaders worldwide are becoming house church pastors, and finding God's blessing as they work.

- Peter then spoke at Pentecost (Acts 2), during which thousands were added to the church. He spoke with God's power, because he was completely under God's control. He later spoke before the Sanhedrin (Acts 4:1-22), the very group that terrified him enough to deny Christ a short while earlier. Courage now came from God and not himself. And finally, in a somewhat humorous incident (Acts 10), God sent Peter to shepherd another horse, Cornelius. God knew that Cornelius' heart was searching for Him, but Cornelius was a Gentile whom no Jew would approach with the Gospel. So God instructed Peter to go. Still having the feisty horse personality, Peter argued vehemently. So much so that God had to reprimand him, "Do NOT call unclean, what I have called clean!" Peter went.

What steps did Jesus take in the training of Peter?

- **Jesus first called Peter**. He singled him out, and asked him to come and be with him. The same way, you must find the man who God wants you to invest time in, and ask him.

- **Jesus taught him**. He explained painstakingly, over and over again, the things of God. Horses do not often get it the first, or even the second time. Their thoughts are racing so fast that they do not hear everything, so things need to be explained again. They need to be slowed down to listen. You have to remember this when dealing with horses. Try to get quiet time with them. Invite them to go hunting, fishing (they may balk at fishing, but persevere), or to a sporting event with you. Get them away from everyday life. They will hear what you are saying better in such environments. When they become used to really listening to you, you can talk to them anywhere, even at their own offices. But they must learn to actively listen. In their natural state, they just want to interrupt and give their own half-thought-out ideas.

- **Jesus let Peter get close to him personally**, as an intimate friend. Peter could see how Jesus really lived daily with His Father. He was there to watch how Jesus handled crises and people who opposed Him. Jesus not only modeled the life He had for Peter, but He had Peter close by Him to see it. You, as a shepherd, must become that transparent to a few of your horses. It doesn't come naturally or easily, especially to men. But the fact is that you, as a pastor, need such deep friendship as much as the leaders do. It truly is lonely at the top. When you are the person in charge, who do you talk to? A business leader and a pastor are perfectly suited to be confidants to each other.

- **Jesus was infinitely patient.** If Jesus had not been God as well as man, He may have been tempted often to give Peter a boot and forget about him. But He believed in what Peter would become, and He kept with him. Do you believe in what God can make of your horses enough to spend the extra time with them to ensure their training success?

- **Jesus expressed a vision for what Peter would become.** He gave Simon a new name, Peter, and explained the reason. The name was a vision, that Peter would become a rock, and he did. His leadership became a solid foundation for the New Testament church, a baby institution under attack and in need of strength. Such a horse could provide it, under God's direction. Give your trainees a vision for what they can become. Ask God to reveal to you how to direct them, and He will.

- **Jesus praised Peter when appropriate** ("Blessed are you, Peter"), but was not afraid to **chastise him when necessary** ("Get thee behind me, Satan!"). It took a lot of trust for a relationship to survive and thrive on such openness and honesty, but such a relationship can happen when shepherds are willing to engage their life with that of another.

- **Jesus saw some success, but not the finished product.** You may or may not see the end result of what God is doing through your training of horses.

- **Jesus' efforts with Peter produced multiplication of His ministry.** When you invest your life in someone who goes on to produce more ministry, the effect is of multiplication rather than addition. Your own ministry will be enlarged because as your horses become trained, they help you with the sheep, bringing more and more into the fold.

QUESTIONS

1. What will you do?

Your church is probably doing a good job of telling the good news, and it is probably doing a fairly good job of teaching; you may even be known as a "training church", but will you do what Jesus did? Will you, as a pastor, also equip a few, and model a relationship with the Father, with his Son, Jesus Christ, and with the Holy Spirit within you?

2. How much time do you spend in each of the five areas (telling, teaching, training, equipping, and modeling)?

Are you willing to rearrange your schedule to accommodate more time spent in equipping? What can you change, eliminate, or delegate to someone else so that you have more time free to equip?

3. Do you really believe in the power of multiplication? Does it make sense that more time spent with fewer people could actually reap more effective ministry than more time spent with the crowds?

"IN FRENZIED EXCITEMENT HE EATS UP THE GROUND; HE CANNOT STAND STILL WHEN THE TRUMPET SOUNDS.

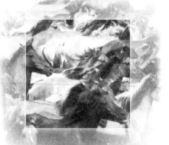

AT THE BLAST OF THE TRUMPET HE SNORTS, 'AHA!' HE CATCHES THE SCENT OF BATTLE FROM AFAR."

Job 39:24-25

BUILDING BRIDGES

BETWEEN PASTORS AND WORKPLACE LEADERS

Two years ago, I woke up at 2:00 a.m. I was thinking about a talk I was to give to pastors the next day, and God gave me the following vision.

I see an island off the coast. A shepherd is taking care of his sheep on the island. There is a city on the coast. At night, the shepherd stands and watches the lights in the city brightly flickering from one end to the other. The shepherd is a pastor; the lights are leaders from the workplace. God seemed to say to me, "Build a bridge from the island to the city." The bridge appears. Walking to the middle of the bridge is the shepherd from one side, and the leader from the other. They meet and hug, turn and face the city, get down on their knees, and pray together for the transformation of the city. I thought to myself, "When we understand the vision, we will finally see personal transformation, transformation of our cities and our local churches, and together we will see God build His Kingdom."

Christian marketplace leaders, who are also leaders in the community, are very seldom connected to the church and don't understand their responsibility. Pastors don't understand their responsibility to join with these leaders to reach their companies and communities for God.

What would happen if one business leader and his pastor began to pray for their city together, regularly? What if they met once a week, and asked God to give them the names of twelve individuals from their church who they could ask to be in a small group with them? What if they prayed for a month, and then asked those twelve to join them?

Before looking at the steps a pastor can take, there are a few foundational principles that effect how you relate to these "horses".

Four Ways That Leaders Grow Spiritually

I am not talking now about spiritual growth in general. We must understand this, because leaders grow and learn differently than does the normal person in your congregation. I have interviewed spiritually mature leaders for twenty years, and kept track of their responses. When I asked them to list what influenced them most in their growth with God, they gave me the following responses.

- The fourth on the list is the **encouragement of family or friends**.

- The third influence is being in a **small accountability group**. This is a small group that functions over a long period of time. It has within it a core of about three to twelve peers.

- Number two is a **role model** or an example. Active mentors, passive mentors, and occasional mentors are crucial. Our church society has become one that is too dependent on the idea than you can learn enough in classes. In the workplace, mentoring is again starting to be accepted and normal. For example, it is common to become an apprentice, where one learns to do by doing. Classes can not teach experience.

- The first and most important influence is **time alone with God**. As you know, the most dangerous position to be in spiritually is to be the leader of a church. When you are just a businessman, like me, people do not expect much of you, but when you become the head of a church or a Christian organization, they expect that you will be "spiritual". In fact, other people think that they are less spiritual than you. If you listen too hard, you might start to believe them.

It is paramount to keep fresh daily time with God. Get a new version of the Bible to read, and add a challenging devotional book to your reading regimen. My all time favorite is "My Utmost For His Highest" by Oswald Chambers. Some folks purchase a new devotional book each year, to get fresh views. Sing or read the words of songs to God in worship and praise. There are so many ways to keep your quiet time with God fresh. Put some thought to it and do it. It is during that time that our dependence on Him is renewed and refreshed. We can give our day, our thoughts, and our actions to Him, and watch as the Holy Spirit guides with wisdom and strength. We can not grow without this time.

Do you notice what is not on the list? A large group setting is not listed. In the average church, eighty per cent of the program occurs in a large group setting, and this format is number five or six when looking at ways leaders grow. I encourage you to interview leaders in your own church (without leading their answers), and I think you will find the same. By "leaders in your church", I do not mean someone who holds a position. I mean someone who is dynamically living his or her life for Christ, who is invested in the lives of others to help them grow spiritually, who is a leader in the community and at work. I think you will find that these people were individually mentored, either by someone in a Christian organization outside the church, or by some other individual who took time with them over a period of time. Although there are exceptions, the church is not normally characterized by discipleship, so most of these were discipled outside of the church. This is only because the church did not offer the equipping.

Jesus modeled training His disciples with all four of these growth patterns. As His years on earth came to a close, He spent more and more time just with the twelve and the three. During the last week of His life here, He taught in the Temple, had the Last Supper with the twelve, went to the Garden with them, and brought the three off to the side to be with Him as He prayed in agony to His Father.

There is certainly nothing wrong with organized church programs, but more time should be spent in the small group and mentoring patterns than is now the norm in today's churches.

Jesus' Pattern of Training

People normally learn in four patterns:

1. Listening … Preaching, TV, Radio

2. Observing … as in a son watching his father

3. Applying … discussing in a group and actually doing the activity

4. Mentoring … one on one coaching

The church is doing a good job with number one, listening, but is doing less with the remaining three. Jesus modeled all four of these patterns. When preaching to the masses, they could listen to learn. By taking His disciples off by themselves, He gave them the opportunity to observe as He modeled a spiritual life. By allowing them talking time privately with Him, He afforded them a chance to apply the things they were hearing and seeing. Finally, He mentored Peter one on one, coaching him to become the foundational leader he would someday be. That is how we learn, too. We listen, observe, apply, and get mentored. Horses need all four of the growth phases, and they need someone to lead them and train them.

Four Words For Today

1. **Kingdom** … It's not about us. It's about Him. Matthew 6:10 says, *"your kingdom come, your will be done, on earth as it is in Heaven."* It isn't about us, or our churches, or our organizations. It is about His Kingdom and His glory. What I am seeing in the workplace is that there are no labels. It doesn't matter what denomination people are from. When a workplace leader gets together in the community with other believers, it doesn't matter what church they attend. The only question needed is, "Are you a follower of Jesus?"

2. **Relationships** … God is into relationships. (John 15 and John 17) Do not give your life for an institution or organization, even the best church in the world. Give your life to relationships with individual people.

   When you leave your job, the only thing that will last is relationships. A few years ago I attended a picnic. It was organized by former employees as a reunion. I had sold the firm six years before, and had not been there at all for the previous three years. During that time, many of them had moved to new jobs as well. But three years after we had been together as co-workers, one hundred and fifty people came. Some drove from over five hundred miles away to share a picnic for an afternoon. Why? Relationships. They wanted to be with "family". That is what lasts after the work is done.

   Into whom are you investing your time to build relationship?

3. **Community** … (Acts) People today are dying for community. They sit at a computer all day, then come home and sit in front of a television set. They have

all sorts of technology, but they are crying out for community. If the church does not supply community, they will search somewhere else.

4. **Transformation ...** 2 Corinthians 5:17, "*Therefore, if anyone is in Christ, he is a new creation; the old has gone, the new has come!*" Romans 12:2 says, "*Do not conform any longer to the pattern of this world, but be transformed by the renewing of your mind.*" We are talking here about transformation of an individual, transformation of segments of society, and transformation of cities.

We love to talk about local churches, but most of the time that the word "church" is used in the New Testament, it is referring to the body of Christ. For example, if a reference is made to "the church in Galatia", it is referring to the body of Christ in Galatia. The people may have met together, or they may have been scattered into little groups meeting in homes secretly. In the Bible, "transformation" refers to three key areas: individuals, cities, and nations. Our local churches tend to focus on individual transformation, most often to the exclusion of the city and nation. Our focus needs to grow and change.

Now, let's finally look at the six things a pastor can do to implement this new paradigm. If these are followed, your local church will multiply its ministry into the marketplace and community. Jesus modeled all of these with the twelve.

Six Steps For Equipping Leaders

#1 – Call them into a personal relationship with you

Mark 1:16-18, "*As He was going along by the Sea of Galilee, He saw Simon and Andrew, the brother of Simon, casting a net in the sea; for they were fishermen. And Jesus said to them, 'Follow Me, and I will make you become fishers of men.' Immediately they left their nets and followed Him*" (New American Standard)

Jesus was not random. He called each of them by name and invited them into a personal, close, "with Him" relationship. The Bible takes great pains to tell us how Jesus called each of His twelve. It was important that He did it this way. A pastor can do this within his church. How do you know which people to call? Pray, and God will show you. As you pray over these people, remember the following:

- Workplace leaders are lonely. The only one lonelier in the church than the workplace leader is the pastor. They have a lot in common with each other; it is true that it is "lonely at the top".

- They have influence in the workplace and in the community. Remember, we are not talking about every leader. We are talking about dynamic movers and shakers who may or may not be leaders in your church.

- You are each intimidated by the other. Workplace leaders are intimidated by the pastor's spirituality, and feel that they can never be as good. After all, the pastor hears from God and can relate God's truth to others, and the workplace leader thinks he could never do that. The pastor is intimidated by the workplace leader's wealth, position, and power. If pastors only realized how pressured and stressed that wealth, position, and power make them!

My pastor was still intimidated by me when I was losing hundreds of thousands of dollars, because he did not know it. He thought I was powerful; I thought I was failing, and I was worried, and alone in it. We need to stop playing games and become friends. We need to get close to each other

- Invite them out to lunch.

#2 Create an Atmosphere of Understanding With Them

Matthew 15:15-18, *"Peter said to Him, 'Explain the parable to us.' Jesus said, 'Are you still lacking in understanding also? Do you not understand that everything that goes into the mouth passes into the stomach, and is eliminated? But the things that come out of the mouth come from the heart, and those defile the man.'"*

Jesus spent three years, going over lessons time and again, to create understanding in His disciples. It takes time, patience, and repetition. Remember our example in the first chapter of Zac training a horse? Most pastors do not spend as much time and energy with one person in three years as Zac spends to train a horse in thirty days. It is time to change the way we do church, and free the pastor to spend some of his time to use with the horses. But the normal church will be horrified at the thought of the pastor spending his time differently, so here is the plan:

Do it quietly at first. Choose your twelve, meet with them every week or two, and do not make it common knowledge. By the end of three years, when these leaders are having ministry everywhere, your church is growing because of it, and your members are seeing God working, they will buy into it. Try the following:

- Meet "one on one". This is the beginning. Pray over each one. Ask him to lunch. Ask him if he would be willing to be in a small group with you to pray and talk about ministry in the workplace.

- Get three of them to meet on a regular basis to pray and talk

- Start a group of six to twelve people

- Have fun together

- Be transparent

- This will take time, be available and patient

- The rewards will be fantastic. Give yourself three years to see what God will do.

When you have set up a small group, consider the following aspects of it as you plan.

The question: "How may I, as your pastor, help you to minister where God has sovereignly placed you in the workplace?" This question is your motivation for being with them, and it will be amazing to them. No one has offered such a gift to them before.

The Participants: The pastor and six to twelve leaders from the workplace. They do not necessarily need to be leaders at the church. Their level of spiritual maturity may vary greatly.

The Facilitator: The pastor could lead the group at first (not teaching, but asking questions and listening). After thirty days, he should rotate the leadership of the group each week or turn it over to a business leader. Remember, wild stallions will not stay in a group where they have no authority.

When the group meets, the pastor is not in charge; he is the facilitator. Jesus did not always preach. When alone with His twelve, He asked questions. He made them think and talk together to reach conclusions. This is a totally new paradigm, I know, but Jesus used it very successfully. He made His small group of disciples comfortable enough that they could ask questions; they could even embarrass themselves, and it was OK. The end was a small group of trained men who reached their cities and even their world for God.

(For a complete explanation, get my book "Lasting Investments".)

The Focus: The focus is outward, in the marketplace. Ask, "What is God doing where you work daily?"

The Agenda: The agenda is set by the leaders; it is not a curriculum by the pastor. Ask, "What issues are you dealing with at work?" and, "What are the biggest challenges you are facing at work?" Write down their answers. Then help them go to God's Word to see what He has to say about it. At first, they won't trust you, so they won't give you their deepest problems and challenges. But eventually they will trust you and share real stuff, and when they do, you cannot go back to staff meeting and share what John's real problem is. You must keep strong confidences. Assist the group to answer the above questions, and then assist them to help each other have a ministry where they work.

The Resources: The Word of God, the Holy Spirit, Prayer, the leader's creative questions, and the circumstances of daily life are all that is needed.

The Requirement: A heart for God and a desire to join Him in His work.

Don't look for the richest business leader, or the strongest personality. Don't seek the most popular one, or the most gifted one. Look for the one who has a heart for God, and a heart for people. Look for one who seems teachable.

The Commitment: Minimum of six months.

The Time: One hour to an hour and a half, weekly, on a weekday before work.

The Place: A conference room at one of their offices

#3 Affirm Them in Their Workplace Calling

Luke 10:1-4,16 *"Now after this the Lord appointed seventy others, and sent them in pairs ahead of Him to every city and place where He Himself was going to come. And He was saying to them, 'The harvest is plentiful, but the laborers are few; therefore, beseech the Lord of the harvest to send out laborers into His harvest. Go; behold, I send you out as lambs in the midst of wolves… The one who listens to you listens to Me, and the one who rejects you rejects Me; and he who rejects Me rejects the One who sent Me.'"*

- If you, as a pastor, do not affirm the laborers, who will? Most church members in the pew do not realize that they are to be ministers out in their neighborhoods and workplaces. They think they are paying you to do the work of the ministry. They feel like "second class citizens" spiritually, because they look at someone on the platform and say to themselves, "I could never do that. I'll just sit here and listen. Then I will go home, then I will go to work. Next Sunday, I'll come back again. That's all there is to it."

- Normally, they live segmented lives, in which what they do and say on Sunday has little bearing on how they run their business on Tuesday afternoon. Therefore, we have to teach and train them to have integrated lives. They need to know that all of it, their job, family, money, leisure, church, and community is all about Jesus. Let them see you up close to see how this is done.

- Many of them are on the spiritual sidelines of ministry. They need to realize that the power of the risen Christ dwells in them, and see what that means in everyday life. They need to know that ministry is the calling, ministry is the privilege, and ministry is the responsibility of every member of the body of Christ. When they understand this, we can equip them to be sensitive to the lost, to listen to the lost, to share the good news, to serve and not be served, and be prepared for battle. We need to send them out and to join them as they go out.

    Henry Blackaby tells the story about a time when he was in Canada. He had a small church and he visited every member of his church in their workplace to find out what they were facing there. I would ask you, "When was the last time that you visited leaders at their workplace, to see how you could serve them and equip them in their workplace?" I am convinced that if we could get our pastors out of their studies, out of their offices, out of the church buildings, and into the community to work with their members, we would do church differently. Go with them to their Jerusalem, and to their Judah; visit their offices, their schools, and their factories. Go with them as they go outside the walls of their church so that your walls are extended.

They are called to join God where he is working out in their world, not necessarily to join the ministry that God has given you. There is a difference. The goal is to build them up with a Kingdom focus, not to build our own church, or our own ministry, or ourselves. Richard Halverson said, "The focus must be where we are between Sundays." The truth is that the church will grow automatically when a Kingdom focus is being exercised by your church members.

• Get Them Started. Matthew 20:6-7 "*And about the eleventh hour he went out and found others standing around; and he said to them, 'Why have you been standing here idle all day long?' They said to him, 'Because no one hired us.' He said to them, 'You go into the vineyard, too.'*"

Many people are standing on the sidelines of ministry, not realizing that they have been hired, and not knowing what to do. Affirm them in their calling, and ask them, "How may I help you in your ministry in the place where God has sovereignly placed you?" This question is the most important question that you can ask. It alone will transform your ministry.

#4 Equip Them as Ministers in The Workplace

Ephesians 4:11-13 *"And He gave some as apostles, and some as prophets, and some as evangelists, and some as pastors and teachers, for the equipping of the saints for the work of service, to the building up of the body of Christ; until we all attain to the unity of the faith, and of the knowledge of the Son of God, to a mature man, to the measure of the stature which belongs to the fullness of Christ."*

- Get to know what situations they are facing in the workplace, home, and community.

- Pray with them over those situations and opportunities.

- Strategize with them as to how to use these opportunities. It is possible that your willingness to do this will surprise them. Ask them, "What is God speaking to *you* about? What do you want to see happen at work?" Then help them come up with a plan.

- Teach them the difference in "Church Work" and the "Work of the Church".

  Church Work is draining for horses. They don't feel fulfilled with it or see the vision for it. But the Work of the Church is to bring people to Christ and see them grow to maturity. Horses get excited about that. Horses need a big vision, one that encompasses the whole community, the country, even the world. Don't give small vision – Jesus didn't.

#5 Commission Them as World Ambassadors for Christ

Matthew 28:18-20 "*And Jesus came up and spoke to them, saying, 'All authority has been given to Me in Heaven and on earth. Go, therefore, and make disciples of all nations, baptizing them in the name of the Father and the Son and the Holy Spirit, teaching them to observe all that I have commanded you; and lo, I am with you always, even to the end of the age.'*"

- Commission them publicly, in front of the church. Lay hands on them and pray over them, and commission them as full-time ministers of the Gospel. Churches do this when sending missionaries to another country. Well, these horses are missionaries in another 'country', their workplaces and communities. If you commission them like they were a missionary, they will feel like a missionary. Let them sense the anointing of the Holy Spirit.

- Commission a different group each month – teachers, government employees, retail personnel, financial workers, high tech employees, etc.

Isn't it interesting that it does not cost your church any money to send out these missionaries? They can go places even missionaries can't go, such as China. Not only can they go as marketplace people, but their secular companies pay for this mission activity!

#6 Release Them for Service in Their Own Sphere of Influence

Acts 1:8 *"but you will receive power when the Holy Spirit has come upon you; and you shall be My witnesses both in Jerusalem, and in all Judea, and Samaria, and even to the remotest part of the earth."*

- Release them. This is the hardest part for the pastor. That means you have to give up control. You can't count it, number it, or put your name on it. You release them into their world, and allow God to get all the glory.

- They should be equipping others after six months to three years.

- Remember, ministry in the workplace takes time, patience, and creativity.

- Continue to pray for them, even when you do not see immediate results.

- Bring them together with their peers for further equipping and encouragement.

- Have them give reports in your services about what is happening in the workplace. The local church has now become an equipping and sending station for the battle. I agree with George Barna, who, in his book *Revolution* said, "Love the revolutionaries in your midst and remember that they are disciples who seek God with all of their heart, mind, strength, and soul."[1]

QUESTIONS

1. *Are you ready to begin?*

   Have you prayed over a few names?

2. *Have you cleared some time in your schedule?*

   Try to have one lunch per week until you have found your small group.

3. *Have you considered asking another pastor to do this in his church, also, so that you can have companionship in this new endeavor?*

   It is always helpful to have another person for question asking and brain-storming.

1. George Barna, *Revolution* (Wheaton, IL.: Tyndale, 2005), 140.

CONCLUSION

I challenge you to read the Gospels several times over the next few weeks. See for yourself what Jesus did and how He related to the twelve disciples that He recruited from the marketplace. Watch closely to see exactly how Jesus trained and equipped this band of wild horses to become the leaders of the early church. Notice the transformation of Peter, James, John, and the others. Ask the Holy Spirit to give you the courage to start on this new journey.

This transformation will not occur overnight; however, I promise you that as you begin to shepherd your horses, following the example of the Great Shepherd, and building bridges of relationship, God will bless and multiply your efforts. Your ministry will be deepened and His Kingdom will be expanded.

We stand ready to serve you.

Kent Humphreys

Philemon 1:7 *"Your love has given me great joy and encouragement, because you, brother, have refreshed the hearts of the saints."*

HOW MAY WE HELP YOU?

I would like to offer my services to you. Please feel free to go to:

www.fcci.org.

(FCCI equips and encourages business leaders across the United States and around the world. Their vision is, "Transforming the world, through Christ, one company leader at a time." They have thirty years of resources to help you in understanding the move of God in the workplace.)

You may contact me personally by e-mailing
kent@fcci.org

or visit our website,
www.lifestyleimpact.com

Shepherding Horses, Understanding
God's Plan for Transforming Leaders
Published by Lifestyle Impact Publishing
PO Box 271054
Oklahoma City, OK 73137

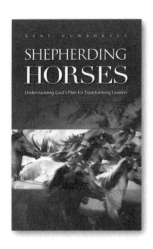

Shepherding Horses (Volume I)
Understanding God's Plan for Transforming Leaders

Lifestyle Impact Publishing

Kent's most well-received book yet! This 50-page guide to Understanding God's Plan for Transforming Leaders is a must-read for any pastor and the strong and driven business leaders (horses) that he shepherds. Kent looks at a biblical view of "horses" and shares with pastors an effective way to partner with these business leaders – building bridges of acceptance and understanding.

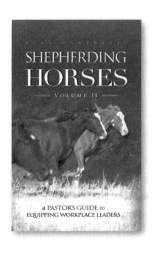

Shepherding Horses (Volume II)
A Pastor's Guide for Equipping Workplace Leaders

Lifestyle Impact Publishing

In this book, Kent encourages pastors to invest in the incredible resource they have – the business leaders in their churches. The book is full of practical and possible ideas for shepherding, encouraging and releasing these leaders for ministry in the place they understand best - their business world.

Housekeeping Skills for Kids
Teaching Them Doesn't Have to Be a Chore

Lifestyle Impact Publishing

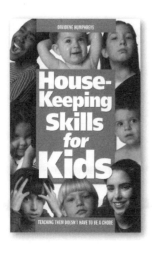

Davidene's book, Housekeeping Skills for Kids: Teaching Them Doesn't Have to be a Chore" has proven to be a best-seller. In it she provides simple and practical steps for parents of any-aged children to train them in skills that they will need to create and run their own home someday. Full of stories, encouragement, and ideas, this book is an inspiration to any parent trying to develop their kids' domestic skills. It covers everything from cooking, to organization, to use of tools, to planning great parties.

Encouragement for Your Journey Alone
Meditations of Hope for Widows

Tate Publishing

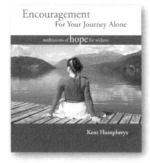

This wonderful little book is a gift of hope and encouragement for widows. It is a compilation of meditations, which the author suggests reading at the pace of one per week. This gives thinking and praying time over each meditation. Kent Humphreys has written a letter each month for nine years to many widows; this book has been birthed from that long-standing ministry and is a special gift to women who have a special place in God's heart.

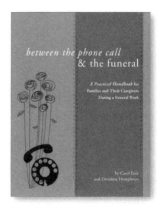

Between the Phone Call and the Funeral

Tate Publishing

Have you ever wondered what to do for a grieving family? Do you find yourself taking food to the house, feeling a bit nervous about what to say? Do you end your visit by saying something like, "If you need anything, call me"? You mean it, but you are not sure what would be helpful. This book is your answer. It is the best gift you could give, and the ideas in it are the best things you could do for these hurting friends. Buy one now, and have it before you need it, because you will need it. Buy another one to put in your church's office for the next church family who needs it. Helping those who grieve is a wonderful ministry, one which blesses the giver as much as the receiver.

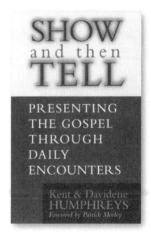

Show and then Tell

Presenting the Gospel Through Daily Encounters

Moody Publishing

How can we become confident in sharing our faith, both in action and word? How do we make ourselves available to others, Christian and non-Christian, to share what God has done in our own lives? How do we encourage them to trust God more? In Show and then Tell, Kent and Davidene encourage Christians that God has called every one of us to evangelism. He has given us unique personalities and gifts to reach our world for Christ. Our lives have extraordinary possibilities when we call on Jesus to give us the strength to share our faith — naturally.

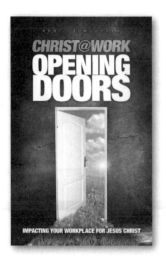

Christ@Work – Opening Doors

Impacting Your Workplace for Jesus Christ

Lifestyle Impact Publishing

Kent shares how you can impact your co-workers, vendors, customers, and even your competitors for Jesus Christ in your workplace. He shows you what to do, how to do it, and when to start. He shares the steps to walking through open doors in the workplace that God will undoubtedly provide for you.

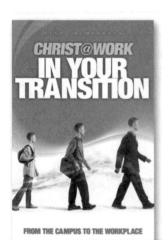

Christ@Work – In Your Transition

From the Campus to the Workplace

Lifestyle Impact Publishing

College grads and graduate students will find this to be a helpful resource as they transition to the marketplace. Campus ministry leaders from the major ministries, business leaders, pastors, and leaders on Christian college campuses help the graduate to navigate the change. Topics from getting a job, to finding a church, making a budget, and learning how to live a balanced integrated life in their new environment will provide a wealth of wisdom to the graduate. This valuable handbook will be useful to grads for years to come.

Find these books and more at

Lifestyle Impact Ministries
PO Box 271054
Oklahoma City, OK 73137
405-949-0070 x101

www.lifestyleimpact.com

LIM is the resource ministry of Kent Humphreys and his wife, Davidene. Access our website for free downloads of ministry letters and handouts, PowerPoint presentations from various speaking engagements, audio recordings and more.

recommended workplace ministries
AND CORRESPONDING WEBSITES

Lifestyle Impact Ministries
(Kent and Davidene Humphreys)
www.lifestyleimpact.com

Fellowship of Companies for Christ International*
(FCCI / Christ@Work)
www.fcci.org

Blackaby Ministries
www.blackaby.org/marketplace

Business as Mission Network
www.businessasmissionnetwork.com

Business Proverbs
www.businessproverbs.com

C-12 Group*
www.c12group.com

CBMC (USA)
www.cbmc.com

Convene (formerly BBL Forum)*
www.convenenow.com

Corporate Chaplains of America
www.chaplain.org

Marketplace Chaplains USA
www.mchapusa.com

Marketplace Leaders
www.marketplaceleaders.org

Worklife *(formerly His Church at Work)*
www.worklife.org

*These organizations primarily serve CEO's and business owners through small groups that meet weekly or monthly.